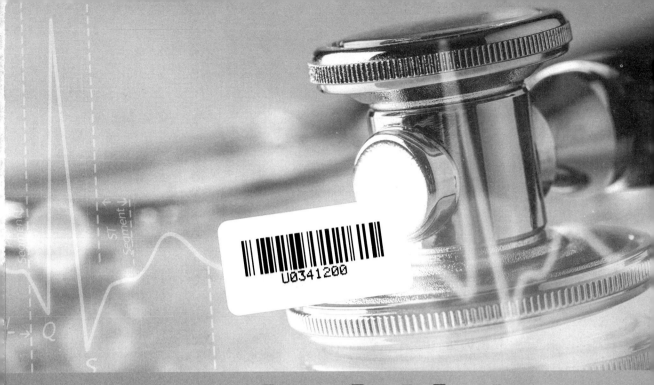

医学超声诊断

YIXUE
CHAOSHENG
ZHENDUAN

主编　李　艳
雷劲松
张英霞

江西·南昌

江西科学技术出版社

图书在版编目（CIP）数据

医学超声诊断 / 李艳, 雷劲松, 张英霞主编. —南
昌：江西科学技术出版社, 2019.6（2023.7重印）
　ISBN 978-7-5390-6843-5

Ⅰ. ①医… Ⅱ. ①李… ②雷… ③张… Ⅲ. ①超声波
诊断 Ⅳ. ①R445.1

中国版本图书馆CIP数据核字（2019）第122214号

国际互联网（Internet）地址：
http://www.jxkjcbs.com
选题序号：**KX2019049**
图书代码：**B19078-102**

医学超声诊断　　　　　　　　　　　　　李艳　雷劲松　张英霞　主编

出版 发行	江西科学技术出版社
社址	南昌市蓼洲街2号附1号
	邮编：330009　电话：（0791）86623491　86639342（传真）
印刷	永清县晔盛亚胶印有限公司
经销	各地新华书店
开本	787 mm × 1092 mm　1/16
字数	132千字
印张	8
版次	2019年6月第1版　2023年7月第2次印刷
书号	ISBN 978-7-5390-6843-5
定价	52.00元

前　言

　　医学影像诊断学是一门新兴的医学诊断技术,它包括超声显像、普通 X 线诊断、X 线电子计算机体层成像(CT)、核素成像、磁共振成像(MRI)等。超声诊断(ultrasonic diagnosis)是将超声检测技术应用于人体,通过测量了解生理或组织结构的数据和形态,发现疾病,做出提示的一种诊断方法。超声诊断是一种无创、无痛、方便、直观的有效检查手段,尤其是 B 超,应用广泛,影响很大,与 X 射线、CT、磁共振成像并称为 4 大医学影像技术。

　　超声诊断学以电子学与医学工程学的最新成就和解剖学、病理学等形态学为基础,并与临床医学密切结合,既可非侵入性地获得活性器官和组织的精细大体断层解剖图像和观察大体病理形态学改变,亦可使用介入性超声或腔内超声探头深入人体内获得超声图像,从而使一些疾病得到早期诊断。目前超声诊断已成为一门成熟的学科,在临床诊断与治疗决策上发挥着重要作用。

　　本书系统介绍了人体各系统、器官超声图像特征,作为临床超声诊断的参考依据,望广大读者品评与指摘。

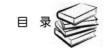

目 录

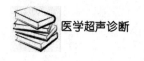

第一章　超声诊断基础理论

第一节　超声波及特性

一、超声波

波是由某一点开始的扰动所引起的,并按预定的方式传播或传输到其他点上。声波是一种弹性机械波,人们所感觉到的声音是机械波传到人耳引起耳膜振动的反应,能引起人们听觉的机械波频率在 20Hz ~ 20KHz,超声波是频率大于 20KHz 的机械波。在超声波测距系统中,用脉冲激励超声波探头的压电晶片,使其产生机械振动,这种振动在与其接触的介质中传播,便形成了超声波。

所谓超声波,是指频率超出了人的听觉范围,人耳听不见的声波。正常人的听觉可以听到 20Hz ~ 20KHz 的声波,低于 20Hz 的声波称为次声波或亚声波,超过 20KHz 的声波称为超声波。超声波是声波大家族中的一员,和可闻声本质上是一致的,它们的共同点都是一种机械振动,通常以纵波的方式在弹性介质内传播,是一种能量和动量的传播形式,其不同点是超声频率高,波长短,在一定距离内沿直线传播具有良好的束射性和方向性。

人耳能感受到的机械振动波称为声波,其频率范围为 16Hz ~ 2KHz。当声波的频率低于 20Hz 时,人耳不能感受到,这种机械振动波称为次声波。频率高于 2KHz 时,人耳也不能感受到,这种机械振动波则称为超声波。一般把频率在 2KHz 到 25MHz 范围的声波叫作超声波。

超声波是由机械振动源在弹性介质中激发的一种机械振动波,其实质是以应力波的形式传递振动能量,其必要条件是要有振动源和能传递机械振动的弹性介质(实际上包括了几乎所有的气体、液体和固体),它能透入物体内部并可以在物体中传播。机械振动与电磁波有实质性的不同,电磁波是以光速在空间传播的交变电磁场,因此电磁波可以在真空中传播,而机械振动波则不能,因为没有弹性介质的存在。

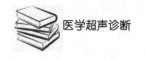

超声波具有如下特性：

①超声波具有波长短、沿直线传播（在许多场合可应用几何声学关系进行分析研究）、指向性好，可在气体、液体、固体、固熔体等介质中有效传播。

②超声波可传递很强的能量，穿透力强。

③超声波在介质中的传播特性包括反射与折射、衍射与散射、衰减、声速、干涉、叠加和共振等多种变化，并且其振动模式可以改变（波型转换）。

④超声波在液体介质中传播时，达到一定程度的声功率就可在液体中的物体界面上产生强烈的冲击，即"空化现象"。

二、多普勒效应

多普勒效应是奥地利物理学家及数学家多普勒于 1842 年在他的文章"On the Colored Light of Double Stars"中首先提出来的，因波源和观测者有相对运动而出现的观测频率与波源频率不相等的现象，叫作多普勒效应。多普勒效应的发现者是奥地利物理学家及数学家克里斯蒂安·多普勒。该效应是指当波源与观察者的相对位置发生变化的时候，观察者接收到的波的频率会发生变化的现象。多普勒效应已被广泛地应用于科学技术的多个领域，如多普勒 B 超、多普勒测速仪、多普勒计程仪等等。

（1）原理

多普勒效应指出，波在波源移向观察者时接收频率变高，而在波源远离观察者时接收频率变低。当观察者移动时也能得到同样的结论。但是由于缺少实验设备，多普勒当时没有用实验验证，几年后有人请一队小号手在平板车上演奏，再请训练有素的音乐家用耳朵来辨别音调的变化，以验证该效应。假设原有波源的波长为 λ，波速为 c，观察者移动速度为 v：当观察者走近波源时观察到的波源频率为 $(c+v)/\lambda$，如果观察者远离波源，则观察到的波源频率为 $(c \sim v)/\lambda$。

（2）产生原因

声源完成一次全振动，向外发出一个波长的波，频率表示单位时间内完成的全振动的次数，因此波源的频率等于单位时间内波源发出的完全波的个数，而观察者听到的声音的音调，是由观察者接收到的频率，即单位时间接收到的完全波的个数决定的。当波源和观察者有相对运动时，观察者接收到的频率会改变。在单位时间内，观察者接收到的完全波的个数增多，即接收到的频率增大同样的道理，当观察者远离波源，观察者在单位时间内接收到的完全波的个数减少，即接收到的频率减小。

（3）适用范围

多普勒效应不仅仅适用于声波，它也适用于所有类型的波，包括电磁波。他发现远离银河系的天体发射的光线频率变低，即移向光谱的红端，称为红移，天体离开银河系的速度越快红移越大，这说明这些天体在远离银河系。反之，如果天体正移向银河系，则光线会发生蓝移。在移动通信中，当移台移向基站时，频率变高，远离基站时，频率变低，所以我们在移动通信中要充分考虑多普勒效应。当然，由于日常生活中，我们移动速度的局限，不可能会带来十分大的频率偏移，但是这不可否认地会给移动通信带来影响，为了避免这种影响造成我们通信中的问题，我们不得不在技术上加以各种考虑。也加大了移动通信的复杂性。

三、超声波的生物效应

超声波主要会引起空化效应和热效应两种生物学效应，国内外学者对超声波诊断的安全性做了大量研究，包括流行病学调查、动物实验等，涉及神经、卵巢、睾丸、脑、肾等多个方面。受不同角度、研究对象及观察指标的影响，所得研究结果存在不同差异。正在发育的感觉器官、生殖腺、神经组织对超声波十分敏感，现对超声生物学效应的概念及相关研究作如下陈述。

（一）热效应

人体组织中超声波能量的传播会随距离的增加而减小，一是受超声反射与折射的影响，二是组织吸收超声波时产生热量影响局部组织温度升高。这与组织特性、超声声强及超声脉冲重复频率等相关，同时蛋白质含量与吸热性同样相关，主要是胶原组织具有较强的吸热性能。骨骼、脂肪、肌腱等组织的热效应现象比较明显，与骨骼相近的组织也会受到一定影响。骨骼的吸热性最强，其次依次为皮肤、肌腱等。

（二）空化效应

声场内气泡的动力学行为即空化效应，生物体内的超声波进行传播，其体内液体中微小气核会发生共振现象，严重者则导致崩溃。空化效应主要分为瞬态空化和稳态空化两种形态，稳态空化下微小气核出现共振，所发生的微气流和辐射力作用能够对大生物分子产生生物效应；瞬态空化下微小气核受声强作用的影响发生膨胀与收缩现象，并在崩溃瞬间产生自由基、高温及冲击波等物理变化，容易损伤空化中心及其附近的细胞。辐照时间长、低声强的范围内，引起损伤的主要机制是热效应；辐照时间短、高声强范围内，引起损伤的主要机制则是瞬态空化。

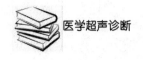

（三）机械效应

超声波的声强足够大时，会产生较大的剪切力，生物组织的机械运动会超过其弹性限度，导致组织粉碎或断裂。超声波辐照压力产生的流动比较微小，对通过生物膜进行物质传输的影响较大。受辐照压力的影响，也会促使体液的进一步流动，导致体液中的悬浮微粒出现位移现象。声功率是医用超声的能量参数，是单位时间内超声探头所发出的声功，单位面积上的声功率即声强。在声场中，空间与时间上声强的分布并不均匀，因此会出现空间或时间峰值声强与时间峰值和时间平均声强，一般来说，空间或时间峰值声强 > 最大声强 > 空间峰值脉冲平均声强。由于辐射量、气穴和流向决定了机械效应，在含气组织稳定或气体对照物中，可以通过诊断性超声对体内产生的机械效应进行观察。肺毛细管出血风险由机械指数来评估，在有关风险得以权衡后，对组织进行扫描时应设置参数值为 1 以下。由于气体对照物与含气组织的缺乏，产科超声检查多数情况下不会出现机械效应。但经进一步研究证实，产科多普勒对胎儿体内存在的机械辐射压力进行检查，相比于 B 型超声，多普勒成像产热高、辐射强度大，所以除具有机械效应外，还会产生热量效应。需要注意的是，应避免多普勒用于胎儿大脑敏感的孕早期。

第二节　超声成像原理及设备

一、超声成像原理

各种器官、组织，包括正常组织和病变组织，如肿瘤、脓肿、结石等均有它特定的声阻抗和衰减特性，因而构成声阻抗上的差别和衰减上的差异。超声入射人体内，由体表到深部，将经过不同声阻抗和不同衰减特性的器官与组织，从而产生不同的反射、散射与衰减，这些不同的反射、散射与衰减是构成超声图像的基础。将接收到的回声，根据回声的强弱用明暗不同的光点显示在荧屏上，便可显示人体正常和异常的脏器组织的断面超声图像。

彩色多普勒血流显像将人体脏器组织血流中获得的多普勒信息用自相关技术经彩色编码，以红、蓝、绿三基色来反映血流方向、速度等。并将此二维彩色血流信息重叠显示于同一幅二维灰阶有多普勒效应相应区域内，实现解剖结构与血流状态两种图像互相结合的实时显示。

二、超声医学影像设备分类

超声医学影像设备根据其原理、任务和设备体系等,可以划分为很多类型。

(一)以获取信息的空间分类

①一维信息设备如 A 型、M 型、D 型。

②二维信息设备如扇形扫查 B 型、线性扫查 B 型、凸阵扫查 B 型等。

③三维信息设备即立体超声设备。

(二)按超声波形分类

①连续波超声设备如连续波超声多普勒血流仪。

②脉冲波超声设备如 A 型、M 型、B 型超声诊断仪。

(三)按利用的物理特性分类

①回波式超声诊断仪如 A 型、M 型、B 型、D 型等。

②透射式超声诊断仪如超声显微镜及超声全息成像系统。

(四)按医学超声设备体系分类

1. A 型超声诊断仪

将产生超声脉冲的换能器置于人体表面某一点上,声束射入体内,由组织界面返回的信号幅值,显示于屏幕上,屏幕的横坐标表示超声波的传播时间,即探测深度,纵坐标则表示回波脉冲的幅度,故称 A 型。

2. M 型超声诊断仪

将 A 型方法获取的回波信息,用亮度调制方法,加于 CRT 阴极(或栅极)上,并在时间轴上加以展开,可获得界面运动的轨迹图,尤其适合于心脏等运动器官的检查。

3. B 型超声诊断仪

又称 B 型超声断面显像仪,它用回波脉冲的幅度调制显示器亮度,而显示器的横坐标和纵坐标则与声速扫描的位置一一对应,从而形成一幅幅亮度调制的超声断面影像。故称 B 型。B 型超声诊断仪又可分为如下几类:①扇形扫描 B 型超声诊断仪——包括高速机械扇形扫描、凸阵扇形扫描、相控阵扇形扫描等;②线性扫描 B 型超声诊断仪;③复合式 B 型超声诊断仪——它包括线性扫描与扇形扫描的复合以及 A 型、B 型、D 型等工作方式的复合,极大地增强了 B 型超声设备的功能。

4. D 型超声多普勒诊断仪

利用多普勒效应,检测出人体内运动组织的信息,多普勒检测法又有连续波多普

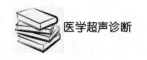
勒(CW)和脉冲多普勒(PW)之分。

5. C 型和 F 型超声成像仪

C 型探头移动及其同步扫描呈"Z"字形,显示的声像图与声束的方向垂直,即相当于 X 线断层像,F 型是 C 型的一种曲面形式,由多个切面像构成一个曲面像,近似三维图像。

6. 超声全息诊断仪

它沿引于光全息概念,应用两束超声波的干涉和衍射来获取超声波振幅和相位的信息,并用激光进行重现出振幅和相位。

7. 超声 CT

超声 CT 是 X~CT 理论的移植和发展,用超声波束代替 X 射线,并由透射数据进行如同 X~CT 那样的影像重建,就成为超声 CT,其优点:①无放射线损伤;②能得到与 X~CT 及其他超声方法不同形式的诊断信息。

总之,随着医学进步和超声技术的发展,多种新型的医用超声设备将不断涌现。本节将主要 B 型、D 型超声设备做一些简要的介绍。

三、B 型超声成像诊断仪

B 型超声显示影像真实、直观,而且可以实现实时动态成像显示,具有很高的诊断价值,受到医学界的高度重视和普遍接受,因此,虽然 B 型超声波成像诊断仪临床应用历史不长,发展却非常迅速,目前在各级医院应用极为广泛。本节对几种应用较广又具代表性的 B 型超声成像诊断仪的工作原理作一扼要介绍。

(一)机械扇形扫描 B 超仪

超声波束以扇形方式扫查,可以不受透声窗口窄小的限制而保持较大的探查范围。比如对心脏的探查,由于胸骨和肋骨的阻碍,就只宜用扇形扫描 B 型超声波诊断仪进行。由于心脏运动速度快,为了实现实时动态显示,要求用于心脏探查的扇形扫描 B 型诊断仪具有较高的成像速度,一般在每秒30帧以上,同时应具有足够的探查深度和适量的线密度。

产生高速机械扇形扫描通常采用的方法有2种,其一是单振元曲柄连杆摆动法,其二是风车式多振元(3个或4个晶体换能器)旋转法。

1. 摆动式扇扫 B 超仪

摆动式扇扫 B 超仪探头利用直流电机或步进电机驱动,通过凸轮、曲柄、连杆机构将电机的旋转运动转换为往返摆动,从而带动单个晶体换能器在一定角度(30°~

90°之间)范围内产生扇形超声扫描,由于用于收发超声的晶体换能器在工作过程中是往返摆动的,因此它不能像A超探头那样直接与人体接触,而需通过某种声媒质来传递超声,通常这种声媒质为蓖麻油。这样既可以使换能器自由运动,又保证了探头发射超声能量能有效地传送。一种典型的高速机械扇形扫描B型超声诊断仪电原理为:同步发生器控制整机的同步工作,同步信号频率通常为3~4kHz(即探头发射脉冲的重复频率),当帧频一定时,同步信号频率的高低决定了扫描的帧线数。例如,当同步信号频率取3kHz,帧扫描频率取每秒30帧,则每帧扫描线为100根。适当加大同步信号的频率,在帧扫描频率不变的情况下,每帧的扫描线数可以做得更高,从而使扫描线密度加大,影像的清晰度提高。

理论上,信号的采集可以在探头中换能器往返摆动的过程中重复进行。对30Hz帧频而言,摆动速度只需每秒15次即可。但由于机械传动系统不可避免地存在间隙,往返摆动所获得的两幅影像对应像素会出现位置上的偏差,因而使重建影像的稳定性变差。因此,接收机往往仅在换能器摆动的正程采集信号,而对逆程的回波信号予以舍弃,这就需将摆动速度提高1倍,使之达每秒30次。虽然实现这种速度在技术上并不困难,但由于摆速高,加速度大,致使噪声和振动加剧。

2. 旋转式扇扫B超仪

摆动式探头噪声大而且机械结构相对复杂,其寿命和扫描均匀性都不尽如人意,因此便出现了针对性的改进型设计——旋转式。旋转式基本可以克服摆动式的缺点,它的探头是采用4个(或3个)性能相同的换能器,等角度安放在一个圆形转轮上,马达带动转轮旋转,每个换能器靠近收/发窗口时开始发射和接收超声波,各换能器交替工作。因此,对于4晶片探头,转轮每旋转1周,声束对人体作4次扇形扫查,在荧光屏上获得4帧影像。而对于3晶片探头,转轮每旋转1周,在荧光屏上可获得3帧影像。当要求帧扫描为每秒30次时,驱动马达的旋转速度仅需每秒7.5周或10周。

旋转式探头驱动马达只需单方向旋转,转速均匀,没有加速度,加之转速低,因此,扫描均匀,噪声和振动都很小,其寿命远较摆动式长。但旋转式探头对所用晶片的一致性要求很高。采用旋转式探头的扇扫B型超声诊断仪的电路原理与摆动式基本相同。

(二)高速电子线形扫描B超仪

将多个声学上相互独立的压电晶体成一线排列称作线阵,用电子开关切换接入发射/接收电路的晶体,使之分时组合轮流工作,如果这种组合是从探头的一侧向另一侧顺序进行的,每次仅有接入电路的那一组被激励,产生合成超声波束发射并接收,即可

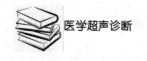

实现电子控制下的超声波束线性扫描。

例如,由 n 个振子(或称振元)组成线阵换能器,各振子中心间距为 d。每次发射和接收,由相邻 m 个振子构成一个组合,并借助电子开关顺序改变这种组合。比如,第 1 次由组合 m1(假定由振子 1~4 组合)进行发射和接收,此时发射声束中心位于振子 2、3 中间,并与探头垂直;第 2 次发射由组合 m^2(由振子 2~5 组成)进行,此时发射声束中心位于振子 3、4 之间。两次发收波束空间位移为 d,按顺序经过(n~m+1)次发射和接收,即可完成声束横向扫描范围为(n~m+1)d 的一帧完整影像的探查。

重建影像在垂直方向上采用平行光栅,这只要使形成光栅的 x 和 y 轴向上的锯齿波脉冲与控制信号严格同步即可。控制信号同时决定发射脉冲的重复频率和扫描光栅的行频,当发射脉冲重复频率为 4kHz 时,如果光栅扫描满幅线数取 128 线,则影像帧频约为每秒 31 帧。光栅扫描满幅线数的多少影响影像的质量,满幅线数愈多、即线密度愈高,则影像也愈清晰。但光栅满幅线数的多少并不是可以随意设定的,它受探头结构尺寸大小以及波束扫描方式的限制。当扫描方式确定后,在探头宽度一定的情况下,线数的多少只能依靠发射脉冲重复频率的改变来控制。当脉冲重复频率和扫描方式确定后,探头越宽,视野则越增大,但线密度必然降低。

在探头已选定的情况下,探头中各晶体投入工作的次序和方式,即波束扫描制式将直接影响到扫描的线数,比如,将顺序扫描方式改为 d/2 间隔扫描方式,将可以使波束扫描的线密度提高 1 倍。

(三)电子相控阵扇形扫描 B 超仪

应用相控技术,对施加于线阵探头的所有晶体振元的激励脉冲进行相控制,亦可以实现合成波束的扇形扫描,用此技术实现波束扫描的 B 型超声波诊断仪称为电子相控阵扇形扫描 B 超仪。

1. 相控阵扫描原理

前已述及,对成线阵排列的多个声学上相互独立的压电晶体振元同时给予电激励,可以产生合成波束发射,且合成波束的方向与振元排列平面的法线方向一致,这种激励方式称为同相激励。

如果对线阵排列的各振元不同时给予电激励,而是使施加到各振元的激励脉冲有一个等值的时间差 τ,则合成波束的波前平面与振元排列平面之间,将有一相位差 θ。因此,合成波束的方向与振元排列平面的法线方向就有一相位差 θ。如果均匀地减少 τ 值,相位差 θ 也将随着减少。当合成波束方向移至 $\theta=0$ 后,使首末端的激励脉冲时差逆转并逐渐增大,则合成波束的方向将向 $\sim\theta$ 增大的方向变化。如果对超声振元的激励给予适当的时间控制,就可以在一定角度范围内实现超声波束的扇形扫描。这种通过控制激励时间而实现波束方向变化的扫描方式,叫作相控阵扫描。

各相邻振元激励脉冲的等差时间 τ 与波束偏向角 θ 之间的关系由下式给出:

$$\theta = \sin^{-1}(\tau \cdot c/d)$$

式中,$c = 1540\text{m/s}$,为超声波在人体软组织中传播的平均速度;d 为相邻振元的中心间距。

2. 仪器组成与工作原理

电子相控阵扇扫 B 型超声诊断仪的整机在主控脉冲同步下工作。偏向角参数发生器用于在半个帧频周期内,等时差地产生 64 个不同周期的序列脉冲(设定每帧扫描线数为 128,而单侧只有 64 条扫描线,所以只要 64 个不同的等差延迟,当设定每帧扫描线数为 64 时为 32 个),这 64 个不同周期的序列脉冲分别代表 64 个偏向角的序列信号。它们分时顺序加入相位控制器。相位控制器用来把偏向角参数转换成相控阵的触发信号。每当偏向角参数发生器送入 1 个代表某一偏向角度的脉冲,相位控制器就产生 1 次发射所需的若干个等值时差为 τ1 的触发信号,触发信号的个数由探头振元数确定,可以是 32 个或者是 48 个。这在技术上可以采用一个 32 位或者 48 位输出的移位计数器,并通过选定移位寄存器的工作速度来保证在下一个偏向角时序脉冲到达之前,移位寄存器工作完毕。得到的 32 路(假设探头振元数为 32)触发信号,分别送往 32 路发射聚焦延迟电路,各路延迟量由设定焦距而定。经聚焦延迟的 32 路触发信号再分送于 32 路脉冲激励器,所产生的 32 个激励脉冲分别加于探头中的 32 个压电振元,激励各振元产生超声波发射。

在发射的间歇期间,来自 32 个振元的回波信号,通过接收延时电路合成为一路送往接收放大电路,经放大处理后送显像管的阴极进行调辉显示。需要指出的是,接收延时电路包含了接收聚焦延时和接收方向延时 2 个延时量,这是因为发射时 32 路激励脉冲接受了发射方向延时和发射聚焦延时 2 个延时量,因此,接收到的 32 路信号必须给予相应的时间补偿,才能保证它们在接收放大电路输入端同相合成。

至此,电路完成了 1 次发射接收工作,在荧光屏上获得一条扫描线方向上的超声信息,当偏向角发生器产生的下 1 个时序脉冲发出时,相位控制器又产生 32 个等值时差为 τ2(τ1≠τ2)的触发信号,并分别经过聚焦延时后去触发 32 路激励脉冲发生器,使探头再次发射与接收。由于 τ2≠τ1,因此第 2 次发射波束的方向与第 1 次将有 1 个 θ 角位移,如此重复 128 次,便完成了一帧影像的扫描。

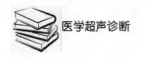

3. 相控阵扇扫与机械扇扫两种方式的比较

机械扇扫 B 型超声波诊断仪采用机械式扇扫探头,探头中换能器为圆形单振子,具有较好的柱状声束,因此,容易获得较高的灵敏度与影像分辨力,且波束控制电路相对简单,仪器成本低。缺点是机械式探头制作要求严格、工作噪声强、重量较大,其性能和可靠性取决于加工精度和材料品质,并由于漏水和机械磨损等原因,探头寿命短。此外,由于机械式探头的振元必须运动(摆动或转动),因此,振元不能直接与被检者贴近,而必须离开一定距离,这就使扇扫波束的顶点不处在探头的前端面。故与电子式扇扫探头相比,当扇扫角度相同时,机械式探头受肋骨的影响略大,不如电子式探头更适用于小的透声窗口。

相控阵扇扫 B 超仪采用电子式扇扫探头,其突出的优点是没有机械噪音,探头寿命长,重量轻。但其缺点也是突出的,首先是波束副瓣大,因而干扰严重,分辨力也受影响;另外探头中晶阵切割应非常精细,整机线路复杂,仪器成本也高。但近年来研制生产的相控阵扇扫 B 超仪无论在成像质量还是仪器成本上都得到了较大程度上的改善,目前,相控阵扇扫方式已明显占据主导地位。

(四)B 超仪的常用性能指标

B 超仪作为超声诊断仪中的主流和最普及的设备,非常有必要了解一下与其相关的性能指标。这里主要包含两方面:技术参数和使用参数。下面首先介绍技术参数:

1. 分辨力

分辨力(单位:毫米)是指超声诊断仪对被检组织相邻回声图的分辨能力,分纵向(深度方向)和横向(水平方向)分辨力。

纵向分辨力表示在声束轴线 Z 方向上,对相邻回声影像的分辨能力。可以用两回声点之间的最小可辨距离来表示,其值越小,则纵向分辨力越高。纵向分辨力受多种因素的影响。首先,纵向分辨力与发射超声频率有关。声波的纵向分辨力极限为声波的半波长,比如 2.5MHz($\lambda = 0.6mm$)声波的纵向极限分辨力为 0.3mm。但这只是最高纵向分辨力的理论数值,纵向分辨力又与超声发射脉冲的宽度有关,其脉冲宽度越短,纵向分辨力越高。就系统而言,纵向分辨力还在很大程度上受机器接收增益的影响,并在一定程度上受被测介质特性(指被测体的色散吸收和运动情况)的影响,通常各种因素均能使影像在荧光屏上显示的分辨力下降而低于纵向分辨力的理论数值($\lambda/2$)。

横向分辨力表示在水平扫描 X 方向上,对相邻回声影像的分辨能力。影响横向分辨力的因素主要是声束的直径、聚焦特性以及显示器件和探头换能器性能等。

2.超声的工作频率 f 和脉冲重复频率 FPR

（1）超声的工作频率

f 是指探头与仪器连接后,实际辐射超声波的频率,也即所发射超声波在每秒钟内自身的振荡次数。它可以根据配用不同的探头来变换选择,而探头的标称频率通常是固定的。仪器工作频率 f 的选择,主要考虑衰减和探测部位的不同,但也要考虑对纵向分辨力的影响。频率越高,波长越短,则波束的方向性越好,使纵向分辨力提高,但衰减也成比例地增加,探测深度减小,信噪比也受到影响。因此,不能无限制地提高工作频率,通常 B 超仪器的工作频率在 $0.5 \sim 10MHz$ 范围内,应根据不同需要选择。

（2）脉冲重复频率

PR(pulse repeat frequency,PRF)指脉冲工作方式超声仪器在每秒钟重复发射超声脉冲的个数,也就是探头激励脉冲的频率。这与前述的超声波频率是 2 个不同概念。

两者的物理量纲单位一致(Hz),但取值范围差异较大。脉冲重复频率 FPR 决定了仪器的最大探测距离,这是由于:

$$Dmax = ctr/2$$

式中:c 为超声波在人体中传播的平均速度;tr 为声波往返 1 次所需的时间。

当脉冲重复频率 FPR 确定后,其脉冲周期 TPR =1/FPR 也即被确定,TPR 即是声波往返可利用的最大时间。为避免前、后 2 个脉冲相重叠而影响影像质量,并考虑显示器扫描的逆程时间,应有:

$$tr < TPR$$

因此,有:Dmax < cTPR/2。

例如,当取 FPR = 3.125kHz(对应 TPR = 320μs)、c = 1540m/s, 则 Dmax < 24.64cm。最大探测距离并不等于仪器的探测深度(探测深度受发射功率、接收灵敏度等因素影响),只是设计中允许设定探测深度的最大值。

脉冲重复频率 FPR 不可取太高,否则将限制仪器的最大探测距离,但 FPR 也不可取太低,否则将影响影像的帧频或线密度。因为对于固定焦点的 B 超仪,其显示影像的每一条扫描线对应 1 次超声的发射,当脉冲重复频率 FPR 确定为 3kHz 时,如果希望影像每帧的线数为 100,则帧频为 30Hz。如果 FPR 降为 1kHz,而且仍要求每帧线数为 100,则帧频降为 10Hz,这将不能保证实时动态显示。当然,为了保证帧频,也可以降低每帧的线数,但这将使影像质量变差。因此,脉冲重复频率 Fc 的选择应综合考虑。对于 B 型超声波成像仪,FPR 的值通常在 $2 \sim 4kHz$ 范围。

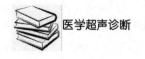

3．脉冲的宽度和振铃

脉冲的宽度指脉冲从开始产生到截止的时间长短。脉宽越窄越有利于提高影像的轴向分辨率，因此激励脉冲宽度应该控制在一个较窄的范围，但激励脉冲宽度的缩小受到探测深度和系统接收通道频带宽度的限制。脉冲宽度越窄，则要求系统的接收通道频带越宽，这给接收系统的制作带来了困难。现代 B 超仪发射脉冲宽度小于$0.2\mu s$。

振铃是指探头受电激励截止后产生声波余振动的长短。理想的情况是当施加于探头的电激励脉冲结束后，振动立即停止，但事实上这是无法做到的。由于它会严重影响超声系统的纵向分辨力，因此，希望探头产生余振（振铃）的时间也越短越好。

当两个界面距离相隔太近时，如果发射脉冲的振铃时间长，则第 1 个回波的后沿将与第 2 个回波的前沿混在一起，以致无法分辨产生这 2 个回波的界面。脉冲的振铃时间及声速还影响相邻回波的最小可分辨距离。振铃时间长、声速大，则最小可辨距离大，分辨力就差。而脉冲的振铃时间的长短又受超声工作频率、探头阻尼特性的影响，降低工作频率和加大阻尼都可以使振铃减弱，从而使脉冲的振铃时间减小。激励脉冲宽度也直接影响发射脉冲的振铃时间，诸此之间既相互联系又相互矛盾。

4．灰阶与动态范围

灰阶是表示接收机显示器调辉显示能力的一个参数，灰阶有 16、32、64 和 128 等级之分，级数越高，表示显示器调辉能力越强。仪器的灰阶级数高，其显示回声像的层次感强，影像的信息量就高。这是因为 B 型超声显像仪都是将回声信号振幅的高低转变为不同程度的亮度像素进行显示的，回声幅度高的信号在屏上以白色（或黑色）显示，幅度低的信号以黑色（或白色）显示，回声幅度在白色和黑色电平之间的信号，则以不同灰度进行显示。通常将黑色和白色之间的灰度区等分为 16、32 或 64 个灰阶，并对黑色和白色电平之间的相应电平回声转换成对应的灰度显示。

动态范围是指在保证回声信号既不被噪声淹没也不饱和的前提下，允许仪器接收放大回声信号幅度的变化范围。一般仪器在 40～60dB，也有些仪器的动态范围可调。动态范围大，所显示影像的层次丰富，影像清晰。但动态范围受显像管特性的限制，通常不可能做得很大。实际上回声的动态范围与显示器所具有的动态范围是不相同的，回声的动态范围大（约 100dB），显示器的动态范围小（约 20dB），因此，为了防止有用信息的丢失，必须对回声的动态范围进行压缩，并将动态范围内的分贝（dB）数分成等级显示出来，这种处理称作灰阶处理，又称窗口技术。经处理后的信号将压缩那些无用的灰阶信息，而保留并扩展那些具有诊断意义的微小灰阶差别，使影像质量得到改善。

5. 聚焦方式

指对探头发射和接收波束采用何种方法聚焦,有声学聚焦、电子聚焦和实时动态聚焦等。

声学聚焦是利用声学凸面透镜、声学凹面反射镜等方法实现对波束的聚焦,由于超声在透镜中的声速 c_1 和在人体中的声速 c_2 不同,当 $c_1 < c_2$ 时采用凸面镜,当 $c_1 > c_2$ 时采用凹面镜。以凸面镜为例,超声在透镜的边缘穿越时被延时较少,而在透镜中心穿越时则被延时较多;因此,边缘和中心的声波总会在某一时刻汇聚在声束轴上的一点,此即声学焦点。凹面透镜的聚焦过程可据此类推。

电子聚焦指应用电子延迟线技术,对多振元探头发射激励脉冲进行相位控制的方法,实现对波束的聚焦。每一次发射对应有 1 个相位差延时量 τ,中心声波较边缘声波延迟了一段时间(或距离),由若干个子波共同合成了一个波阵凹面,最终会聚于焦点。

实时动态聚焦也是电子聚焦的一种,与电子聚焦不同之处是,多点动态聚焦的焦点不是固定的,而是通过改变发射激励脉冲的相位延时量,使在波束同一轴线(Z)方向上实现多点聚焦发射,并通过数字扫描变换器对几次不同焦点发射所获得的回波信息分段取样处理,最后合成为一行信息,实现接收后的二次聚焦。由于这个信息是几次对焦点区域信息的合成,因此,所显示影像的清晰度和分辨力都较一点聚焦所获得的影像更佳。目前在一些较高档次的 B 超机型中,常见到这种新技术的采用。

对于线阵探头,通常在短轴(Y)方向采用声学聚焦,而在长轴(X)方向采用电子聚焦或实时动态电子聚焦。

6. 时间增益控制(TGC)

考虑到超声在人体内传播过程中,由于介质对声波的反射、折射和吸收,超声强度将随探测深度的增加而逐渐减弱,致使处于不同深度的相同密度差界面反射回波强弱不等,从而不能真实反映界面的情况,必须对来自不同深度(不同时间到达)的回声给予不同的增益补偿,即使接收机的近场增益适当小,远场增益适当大,通常称此种控制手段为时间增益控制(time gian control,TGC)。一般超声仪器给出的 TGC 参数为:近区增益 $-80 \sim -10dB$,远区增益 $0 \sim 5dB$。它所代表的含义为在声场近区,接收机增益可在某设定增益基础上,衰减 $10 \sim 80dB$;而在远区,接收机增益可以控制增大 $0 \sim 5dB$。

B 超的使用参数是使用或购买者应熟悉和了解的一类参数,它与技术参数并无严格的区分:

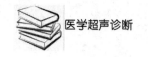

（1）扫描方式和探头规格

扫描方式指仪器所发射的超声波束对被测对象进行探测的方法。方式不同,仪器所配用的探头和电路构成亦不同,因此,仪器的成本和价格也不同。采用何种扫描方式的超声仪器,取决于被检目标的需要,比如对腹部脏器的探查,可以使用电子线扫 B 超仪,而对心脏的探查,由于受声窗的限制,仅适合使用机械或电子扇形扫描 B 超仪。

探头规格有标称工作频率、尺寸、形状等参数,还有是否可配合穿刺等特殊要求。探头标称工作频率通常在 15MHz 范围以内,可根据不同需要选定。探头尺寸和形状的选定应根据被探测介质声窗大小和部位来考虑。现代 B 超仪通常都配有多种频率和形状的探头,以适用于不同探查的需要。

（2）显示方式与显示范围

显示方式超声诊断影像显示有 A 型、M 型、B 型等,一台 B 型超声诊断仪可以有其中一种或几种显示功能,比如有 B 单幅(在屏上仅显示 1 幅 B 型影像)显示,B 双幅(在屏上同时显示 1 幅冻结 B 型影像和 1 幅实时 B 型影像)显示、B/M 显示(在屏上既显示 B 型实时影像,又显示 M 型实时影像)。

显示范围指的是屏上光栅的最大尺寸,它并不一定等于仪器的探测深度,不过在仪器的设计时,通常使两者基本接近。

（3）注释和测量功能

此功能可以简化资料收集的过程,提高资料收集的速度及准确性。而功能的强弱往往标示一部仪器的档次水平。

注释功能某些是由仪器自行控制的,比如有关探头频率的显示、影像处理值(γ 校正值等)的自动显示,接收机总增益、近程增益和远程增益值的显示等。当操作者采用某种频率的探头或设定控制接收机增益为某值时,仪器将自行控制在屏上某固定位置显示出当前数值和检查时间的年、月、日、时、分、秒。某些注释功能则需要操作者进行相应操作才能在屏上插入,比如被检者编号(ID)、体位标志、病灶注释、探头标志等,都必须由操作者控制插入。

测量功能指仪器对被探查脏器进行定量分析所具有的各种测量功能。有距离测量,脏器或病灶面积、周长和重量的测量,M 方式运动速度和心功能参数的测量,对妊娠周期的测量等。除距离和速度的测量之外,其他测量通常必须在影像冻结的状态下进行。

（4）记录方式

探查获得的超声影像通常只在荧光屏上进行显示,为了保留资料还必须考虑将影像记录下来。影像的记录有多种方式,比如用波拉一步照相机拍照、视频打印机打印或采用录像机进行磁带录像等。一般 B 型超声成像诊断仪都配有相应的输出信号接口,可由用户确定选用 1~2 种记录方式。

四、超声多普勒成像仪

(一)多普勒原理在超声医学诊断中的应用

在经过 30 多年以来的临床实践后,超声多普勒方法的应用价值已愈加明显。尤其在以运动器官为主要研究对象的心血管内、外科,超声多普勒诊断成像仪器更成为不可或缺的有力诊断工具;大多数应用运动结构(如心脏瓣膜)或散射子集合(如血管中的红细胞群体)反射回来的超声波束,检测出其中的多普勒频移,作为探查目标的运动速度信息,然后用耳去监听、用仪器去分析、用图像去显示或者用影像去显现人体内部器官的运动状态。

(二)连续波式超声多普勒成像仪

1. 超声波的产生、发射和反射

主频振荡器产生并输出频率为 f 的振荡信号,送入声发射驱动单元,经过放大后驱动探头中的压电换能器向外辐射出频率为 f 的连续超声波。如果超声波指向的目标处于相对静止状态,那么反射回来的超声波(回声信号)的频率依旧为原来的 f;可是如果发射波指向的目标为运动状态,回声信号超声波的频率就应当为前述的频移 f',频移量 $\Delta f = 2f\cos\theta \cdot \vec{v}/c$(但是 Δf 并非是从此处得出,而是从后面将要叙述的 $\Delta f = f' \sim f$ 处获得)。

2. 频移信号的检测和频移量的获得

连续波式多普勒诊断仪的探头内通常设计为双换能器结构,以独自完成各自的发射和接收任务,一只换能器连续不断地发射出频率为 f 的超声信号,另一只换能器则不停地接收反射频率为 f' 的回声波,并将之转换为电信号,通过电缆线送至机器的高频放大单元,经过信号幅度放大后再送至混频解调器作解调处理。混频解调器是一个非线性差频处理单元电路,它有 2 路输入信号端口和 1 个信号输出端口。2 个输入信号分别为:①高频放大单元送来的 f' 电信号;②主频振荡器分出的参照 f 电信号。在混频解调器内,这 2 路信号进行混频、相差处理,将差频信号 $\Delta f = f' \sim f$ 从输出端口送出。由于频移 f' 中实际上已包含了相对运动速度 $\vec{v}$、夹角 θ 和声速 c 等变量因素信息,因此解调出的 Δf 即为 $2f\cos\theta \cdot \vec{v}/c$ 的最终结果。

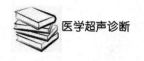

3．信息的处理和显示

前已述及，Δf 的频率范围处在 200～1200Hz 之间，这正是人耳可闻音频范围内的敏锐部分，所以可以通过音频放大器放大，然后送入扬声器重现为音频声波，作为一种形式的诊断信息提供给医生。这种最为直接的显示方式称为监听式诊断仪。

此外，显示方式还有：相位式、指向式和显像式等。相位显示方式是将音频 Δf 信号放大供慢扫描示波器或记录仪扫记；指向式的仪器可以将 $\Delta f = f' \sim f$ 的大小和正负转换为 $v \rightarrow$ 的运动方向信息；连续波式多普勒显像方式仅能简单地在示波管上产生一个血管在皮肤表面上的投影图像。总的来说，连续波超声多普勒诊断仪由于显示的信息量较小，其临床应用已日渐趋少。

（三）脉冲波式超声多普勒成像仪

连续波式超声多普勒诊断仪的优点是灵敏度高、速度分辨能力强，很高的血流速度它都可以检测出来，且不受深度限制，只要在波束内运动的任何物体的回声信号都能探得。也正因为如此，所有的运动目标都产生了多普勒信号并混叠在一起，因而无法辨识信息产生的确切部位，所以它没有距离（深度）的信息，无轴向距离分辨力。脉冲波式成像仪正是为解决这一问题而设计的。

1．单元构成与工作原理

整机由主控制单元、发射单元、探头单元及接收处理单元中的多普勒信号处理通道和 B（M）型辉度调制处理通道组成。

主控制单元是以中央微处理器、超声频率振荡发生器为核心的中枢机构，它可以改变振荡器发生的频率 f，控制发射单元中脉冲形成的周期（或脉冲重复频率 FPR），协调探头的收、发工作状态以及启、闭接收电路中的距离选通门。振荡器产生的超声波频率信号分为两路：一路送至发射电路中的门控电路，供其调制成脉冲信号送出；另一路传至接收电路中作为原始信号的相位参考标准。

发射单元中的脉冲波源采自振荡器送来的超声频率（f）信号。门控电路执行主控电路的命令，将连续波 f 截取成重复频率为 FPR 的脉冲段（也可按主控器的程序，调成其他频率或其他函数形式的波形），送至发射驱动器、探头等转换成超声波发射。

接收单元中有 2 路通道，一路将回声信号按 B 型（辉度调制型）即时显示出断面影像；另一路则主要处理回声中的多普勒频移信号，最终以声音或图形的信号显示出来。

由于超声发射是以脉冲方式间歇进行的，所以发射和接收信号可以由探头中的同一块晶体完成。而探头中排列有许多的晶振阵元，就能在几乎是同一时间内完成许多通道的收、发工作。发射脉冲的宽度比较窄,只有 $1 \sim 2\mu s$,但前后 2 个脉冲之间的间隔时间较脉冲本身的宽度大得多。换能器在发射完第 1 个脉冲后即处于接收状态,入射超声穿过人体各层组织时会产生一系列回声,被探头换能器接收后,转换成一系列电脉冲信号。通过收、发切换电路送进接收放大电路处理。至下一个发射脉冲到来时,切换电路状态反转,使换能器停止接收,重新工作于发射状态,周而复始。上述工作过程与 B 型诊断仪的收发过程一致,因而它可以和 B 型显示通道共用一个探头,同时完成 B 型断层成像和 D 型信号显示。

2. 探测距离的选通

为了获得人体内部所需探测目标的回声信息,就必须采用距离(或深度)选通接收门控制器。在人体软组织中,超声的传播速度差别不大,可以将平均声速视为常数($c = 1540m/s$),故从发射出脉冲信号的前沿为起始时刻($t0$)计起,至返回信号的脉冲到达时间的长短与运动器官距离换能器的深度成正比。于是只要调节"距离选通门"的启闭时间,就能控制探测距离和沿着这一距离方向上的一段长度(又称作"容积"),这样就可以只接收感兴趣目标的回声信号,滤除前后的无关信号。设距离选通门的开启时刻为 $t1$,关闭时刻为 $t2$,探头换能器至探测目标之间的距离为 d,由于 $t1 \sim t0$ 为声波在人体传播的往返时间,则有 $d = c \cdot (t1 \sim t0)/2$。如果再改变"距离选通门"的关闭时间 $t2$,又可以控制接收信号的长度,即 $\tau = t2 \sim t1$ 的时间长短。在脉冲式超声诊断中把($t1 \sim t0$)对应的距离称作取样深度;而把($t2 \sim t1$)对应的距离称作容积长度。诊断医生通过调节和使用这 2 个参数来实现对体内运动目标的定位检测。

3. 运动目标的方向性探测和频谱分析

运动目标的单一方向性探测可以比较容易地运用频移量 $\Delta f = f' \sim f$ 的取值正负来判定。但有时情况并非尽如此。比如血管内红细胞的方向、速度并不总是相同,在某些部位会存在湍流或反流现象,此时多普勒信号也不是单一的频率,从而具有一定的频带宽度,这样就必须把这一信号的频率上、下边带分离开来,通常可以采用单边带直接分离、正交相位探测等方法。如果需要对一定频带宽度的频谱做出比较精确的定量分析时,则应该采用实时频谱分析方法。使用这一方法在多普勒信号中分离和鉴别出许多频率并作出处理。根据傅立叶变换理论,任何复杂的波形都可以分解成许多不同幅度、相位和频率的简单波形,这样的分解可以大大地简化诊断中对复杂信息的分析。

另外,由于超声 B 型成像显示的配合使用,脉冲式多普勒诊断仪还可以在 B 型影像上显示出多普勒声束线和目标运动方向上的夹角 θ,于是根据 $v \rightarrow = \Delta f \cdot c/(2f \cdot$

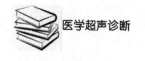

cosθ)便可得出目标的运动速度。

4.脉冲多普勒方法对探测深度和速度的限制

脉冲多普勒诊断仪每秒钟发射的超声脉冲个数,即脉冲重复频率 FPR 一般为几 kHz,这种探测方式的最大取样深度 Dmax 是由脉冲重复频率(或 2 个脉冲的间隔时间)来决定的。FPR 越高(脉冲间隔越短),Dmax 越小;反之,Dmax 越大。两者关系为:

$$Dmax = c/2FPR$$

仅从上式来看,若要增大探测深度 Dmax,则须降低脉冲重复频率 FPR。但是在脉冲多普勒方式中,探测部位的声波波形是以离散时间间隔取样的,发射 1 个脉冲取样 1 次,实际的多普勒频移信号是在取样信号基础上重建的。

根据纳奎斯特(Nyquist)信息取样定理:取样频率(即脉冲重复频率 FPR)必须 2 倍于原始波形频率(即多普勒频移量 Δf)以上时,才能最起码地保持原始波形的真实性,即须满足:Δf≤FPR/2 才能真实有效地取样。根据这一取样定理,当目标的运动速度比较低时,原始波形多普勒频移量 Δf 低于取样频率的 1/2(即 FPR/2),则可以如实地重建原始信号波形;反之,如果目标的运动速度较高会有 Δf>FPR/2,那么由取样信号重建的波形就与原始波形不一样,这种现象称为影像的混叠。

在常规脉冲多普勒系统中,能检测的最高运动速度 Vmax 与最大探测距离 Dmax 的乘积是一个常数:

$$Vmax · Dmax = λ/2 · FPR/2 · c/2FPR = λ/c8 = c2/8f$$

所以提高其中一个时,必定会以降低另一个作为代价。

(四)彩色多普勒血流成像仪

脉冲多普勒探测的只是一维声束上超声多普勒血流信息,它的频谱显示表示流过取样容积的血流速度变化。所以,如同习惯上把 M 型称为一维超声心动图一样,我们把常规的这种脉冲多普勒技术称为一维多普勒。一维多普勒在测定某一位置的血流是很方便的,但是,如果要了解瓣口血流流动的详细分布,一维多普勒就很困难,我们只能一个点一个点地测,把每一个点的血流速度记录下来,最后得到一个大致的血流轮廓(profile)。目前更为实用而技术上更为复杂先进的系统是彩色多普勒成像仪器,由于其对于血流方面的多种状态具有强大的显示能力,如:①同时显示心脏某一断面上的异常血流的分布情况;②反映血流的途径及方向;③明确血流性质是层流、湍流或涡流;④可以测量血流束的面积、轮廓、长度、宽度;⑤血流信息能显示在二维切面像或 M 型图上,更直观地反映结构异常与血流动力学异常的关系等。因此,它常被称为彩色多普勒血流成像（color doppler flow image，CDFI）或者彩色血流图（color flow mapping，CFM）。当然这种仪器除了装配多种频率的脉冲波、连续波多普勒探头外，还可以匹配其他的探头，从而完成 B 型、D 型、M 型等综合性探查工作。

1. 工作原理

彩色多普勒血流成像仪的彩色影像是同时叠加在 B 型黑白影像上的，这种显示方式的取样信息必须完全重合，因此 2 种方式是共用 1 个高速相控阵扫描探头来实现声波的发射和信号的探测接收的。它的总体构成与前面介绍的脉冲波式多普勒成像仪的结构有许多相同之处。除中央主控制器、发射驱动和探头各单元以外，在接收信号处理单元中的 B 型、M 型显示及脉冲多普勒信号检测处理两通道的基础上，又并行增加了彩色多普勒血流图的测量变换通道。图中省略了主频振荡、中央主控制器和脉冲发射等单元，简化了 B(M)型显示和脉冲多普勒 2 个信号处理通道。

系统在接收到发射来的回声信号后，先进入相位检波器与原始振荡信号进行相位比较，再将一路信号送入脉冲多普勒信号处理通道；另一路则经过低通滤波器去除没有意义的杂波信号。由于来自器官壁和组织边界的反射信号很强却又不具备诊断意义，基于这类信号通常处于静止状态，能产生的多普勒频移量很低，所以可使用滤波器将低频信号滤除。滤过后的信号经 A/D 模数转换后，再进行自相关处理。这一步骤是将前后 2 个脉冲产生回声的时间差换算成相位差，再根据相位差与目标运动状态的关系处理成血流方向和速度结果。在一维多普勒诊断仪（连续波 CW 和脉冲波 PW）中，是将回声频率与原始振荡频率比较出频移量 Δf，然后通过多普勒方程式换算出血流方向和速度。而在自相关处理中，用探测时间差异来解决这个问题：脉冲发射过程中，前后两个相邻脉冲之间的时间差 $\Delta t' = t2' \sim t1'$，与 Δt 有所不同；其中包含了探测目标的运动方向与速度等变量因素，最后反映在回波脉冲波形的相位差异上，由此通过脉冲自身相位差的关系解得血流方向和速度的方法称作自相关处理技术。通过自相关处理后的信号与另外 2 个通道的 B、M、D 信号一起送入数字扫描变换器（DSC）相合并，然后通过彩色转换处理器把血流信息变为彩色信息，经过 D/A 数模转换后，从显示器上显示出二维实时动态影像，其中 B 型（或 M 型）为黑白影像，在相应的断面解剖结构上叠加有彩色血流信号。

2. 血流运动状态的彩色显示方法

通过数字电路和计算机处理，我们可以很方便地将血流的某种信息参数处理成任何一种色彩模拟量，但是为了统一显示标准，目前彩色多普勒血流成像仪都采用国际照明委员会规定的彩色图，它有红、绿、蓝 3 种基本颜色，其他颜色都是由这 3 种颜

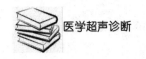

混合而成。规定血流的方向用红和蓝表示,朝向探头的运动血流用红色,远离探头运动的血流颜色用蓝色,而湍动血流用绿色。绿色的混合比率是与血流的湍动程度成正比的,所以正向湍流的颜色接近黄色(由于红和绿的混合),而反向湍流的颜色接近深青色(由于蓝和绿的混合)。血流的层流越多,所显示的红色或蓝色越纯正。此外还规定血流的速度与红蓝两种彩色的亮度成正比,正向速度越高,红色的亮度越亮;同样反向速度越高,蓝色的亮度越亮。这样,用3种彩色显示了血流的方向、速度及湍流程度,为临床提供了实时血流分析的资料。

反向血流用蓝色表示,现在,由于正向血流速度太高,使相位差超过了180°,从而使彩色发生了突然翻转,即由红色变为蓝色。这种现象称为彩色多普勒血流显示中的混叠现象。这种混叠条件与脉冲式一维多普勒检测是一致的。另外,在彩色多普勒中,由于血流的方向决定了血流的颜色(一般正向血流为红色,反向血流为蓝色),所以同一流向的血流处在与声束不同角度时血流的颜色也可能不同。在左边,血流速度在超声束上的分量是向上的,故呈红色(朝向探头);在右边,血流速度在超声束上的分量是向下的,故呈蓝色(远离探头);角度对血流彩色显示的影响而中间因血流方向与声束垂直,多普勒频移为零,故呈黑色。在同一血管中血流呈现了3种决然不同的颜色,这是角度所造成的。其实角度问题对多普勒检查的影响,不仅限于彩超血流成像。在一维多普勒诊断中,角度太大,多普勒的频谱幅度会被压缩;角度的误差也会给血流定量测定带来困难。由于 $\theta = 0°$ 时,$\cos\theta = 1$,故 Δf 最大;当 $\theta = 90°$ 时,$\cos\theta = 0$,故 $\Delta f = 0$。因此应用多普勒技术时,应尽可能使声束与血流方向的夹角 θ 减小,这与依靠组织反射成像的 M 型和 B 型是不同的。

3. 临床应用效果评析

彩色多普勒与二维超声心动图及频谱多普勒相比较具有独到的优点,但这种技术也有明显的不足。它对后两种技术是互补的关系,而不能代替。为了更好发挥各种技术的优势,在这里把彩色多普勒与 B 型超声和频谱多普勒作一简要的比较。

彩色多普勒与 B 型超声人体血液中的红细胞对超声波的散射作用虽然比较强,但由于散射超声波能量很弱,故红细胞是一个低的回声源,在 B 型灰阶显像中这种信号是以黑色显示的。可是在有些血流速度比较低的情况下,B 型影像上确实也可观察到血管内血液的流动,如门静脉血流流动。产生这种影像的原因目前有很大的争论,还没有一个统一的看法。但普遍认为单独的红细胞是不会显像的。尤其是正常情况下人体心脏和大血管内的血流速度一般都比较高,因而血流在心室和心房内都是不显示的。随着超声仪器动态范围的改进和接收弱信号能力的增强,对于血流的灰阶显示可能会有一些改善，但到目前为止，不管哪个厂家的 B 型成像仪都是不能显示血流的。

彩色多普勒血流仪则通过对散射回的多普勒信息作相位检测并经自相关处理、彩色灰阶编码，把平均血流速度信息以色彩显示，并组合到 B 型灰阶影像上。彩色多普勒血流显像的出现，使超声心动图发展到一个新的阶段。由于这种技术无损伤地显示心血管内的血流，不仅可以加快过去 B 型对心脏疾病检查的速度，而且可以直接采集到心内血流速度、轮廓的信息，这对临床是十分重要的。

彩色多普勒血流成像与频谱多普勒脉冲多普勒与连续波多普勒并不显示血流影像，它们只是显示取样容积内和一根声束线上血流变化的快速傅里叶变换（FFT）频谱。因而，它对血流的探测不是直观的，我们是通过频谱的变化进而理解血流的改变的。

彩色多普勒血流显像与脉冲多普勒频谱都是以多普勒原理和脉冲回声技术为基础的，但它们的信号处理和显示技术不相同。彩色多普勒血流显像对血流的显示是直观的，它对于辨别血流的湍动、了解流速在心血管内分布较脉冲多普勒更快更好。但是，对血流的定量测定来说，脉冲多普勒与连续波多普勒却是非常有效的工具。

五、医学超声设备中的新技术

尽管超声成像理论久已成熟，但受限于材料科学、加工技术、计算机运算速度和存储容量等方面的制约，一些超声成像的其他方法以及在新领域的开拓上，目前仍在不断地探索之中。并且在前述的常见诊断设备之中，也有许多尚待完善之处，诸如影像质量的提高、探测目标范围的拓宽、检测项目和计算功能的开发及精度的提高等，以至于世界上众多著名生产厂商每年都有新机型推出。以下我们介绍的是部分已经成熟并且投放市场或者尚在研究的新技术。

（一）全数字形 B 型超声诊断仪

随着电子产品的数字化进程的加快，全数字化 B 超成了近年来 B 型超声诊断仪的发展方向。目前已研制出全数字计算机信号处理的超声诊断系统，它采用软件控制，可随时加入新的软件程序以更新整机功能，并能够配接不同的探头系统，如机械扇扫探头、线阵探头、凸阵探头、相控阵探头、环阵探头、腔体探头等，可以显示 B 型、M 型、脉冲和连续多普勒信号及两维彩色多普勒血流图，实现多参量、多方位综合诊断。

在全数字化 B 超系统中，每个换能器阵元所对应的接收通道都采用一个高速 A/D 转换器，直接对接收射频回波信号进行采样和量化，并采用计算机控制的高性能的

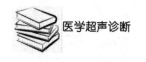

数字式超声波束形成及控制系统。这种系统与工作在射频下的高采样率 A/D 变换器及高速数字信号处理技术结合起来，就形成全数字式 B 超诊断仪的核心。

它与常规模拟 B 超有两大重要区别：第一，在常规模拟 B 超中，延迟线采用多抽头的 L～C 模拟延迟线，靠电子开关控制，所以电路庞大，造价高，还会引起插入损耗、阻抗失配及开关瞬态造成的假象，且硬件系统不易调整延迟时间；而在全数字 B 超中，采用全数字延迟线，延迟时间可用软件编程，在换用不同探头时，能自动配合或手动调整延迟时间至最佳。第二是常规模拟 B 超在检波后才进行采样，采样率低。而在数字化 B 超中，为提高影像质量、降低模拟失真而直接对射频进行采样。按照纳奎斯特采样定理，采样率最少应为信号最高频率成分的 2 倍，这样不但使 A/D 变换器成本很高而且数据量过于庞大，给实时处理带来困难。因此如何降低数字式超声系统的采样率成为一项重要的技术问题，通常的解决办法采用均匀采样、正交采样、二阶采样等办法，以降低数字化 B 超中波束形成的采样率。此外，数字化 B 超每一个阵元都要有单独的 A/D 转换和延迟与插补，线路的复杂程度可想而知，所以硬件电路的简化方案也成为数字化 B 超需要解决的另一难题。不过，超声诊断设备的全面数字化已成为重要的发展方向，随着数字信号处理芯片的日新月异发展，数字化技术正使超声诊断设备迈向更新的水平。

（二）彩阶超声图像处理技术

在辉度调制的黑白 B 超中，最终在显示器上的结果是以亮度差异来反映影像结构的，我们把这个反映影像结构的亮度差异称作灰阶。由于回声幅度与反射界面两侧结构的声阻抗差异有关，它传递组织结构的重要信息。通常振幅信息的动态范围达 60dB 以上，而一般的显示器仅有 20dB 的亮度动态范围。为了不使有用的信息丢失，就要采用压缩技术（如对数放大器）将 60dB 的信号压缩为 20dB，以匹配显示器的动态范围。这种经过幅度压缩处理的回声图，称为灰阶（灰度）显示回声图。它包含了各种幅度的信号，使影像层次丰富。不过，灰阶显示方式也有如下缺点：①人眼对灰阶的识别能力一般只有 10 级左右，灵敏度不够高；②灰阶不容易表示 2 个或 3 个以上的参数，例如，人要识别同一点的 2 个不同的频率回波强度的差别或者用声衰减和声速 2 个不同的参数来描述同一点时，灰阶就很难表达这种区别。彩阶（colorscale）超声影像处理正是弥补了灰阶显示的上述缺点。

眼睛能区分比黑白灰阶更多的显示电平，而且从原理上允许使用更灵敏的定量显示。事实上彩色本身的多维性允许它更容易同时表达多达 3 个以上参数的显示电平值，总的来说彩阶显示有以下 3 个优点：①可增加对比灵敏度；②可提供定量显示；③

可提供多参数显示。彩阶超声影像又称为彩阶图,它可使人体细微组织结构及多普勒的清晰度达到最佳显示,并可在更大的动态范围内提高肉眼对黑白微弱信号的分辨力。其技术核心是采用了彩色编码的方法,将回声幅度划分为许多彩色区域,把某一幅度范围定义某种颜色。这样,可以大大增加显示信号的动态范围,具有较高的定性分辨力,尤其对肝脏肿物的区分更为明显。下面就以中国安迪泰集团的 BC ~1001A 型 B 超微处理彩色显示仪为例,讲述其基本原理。

超彩阶超声影像处理是利用微电子技术进行的一种影像增强处理技术,它通过光学处理、等密度分割、幅度鉴别、模数转换等方法进行彩色编码,使输入的图像值转换到特定彩色空间相应坐标中去,从而显示预期的彩色影像。

BC ~1001A 系列 B 超微处理彩色显示仪由主机和显示器两部分组成,主机通过软硬件技术对原 B 超诊断仪取出的信号进行微处理,使之呈现出 8 种不同的颜色组合,根据诊断的组织结构和不同病变的需要,要选择不同的色彩。时钟电路和8031 单片机一起,构成了整机的控制中心,对颜色变换、对比度、亮度调节起控制作用。

预处理电路主要对外来的 B 超视频信号进行幅度的调整以适应不同 B 超仪的配接需求。A/D 变换后,对输入像素的灰阶进行绿、红、蓝 3 个独立的变换,然后经过程序库查寻,与同步信号进行复合,把 3 个结果单独地加到彩色显示器的红、绿、蓝 3 个电子枪上,就完成了一幅受变换函数性质所调制的彩色合成影像。

(三)超声三维成像

常规超声成像的扫描方式,可以从不同角度取得体内结构的各种切面,但是医生更需要从立体(三维)的影像上来观察体内组织的结构和病变情况。为此,人们试图通过各种不同方法来实现三维影像的重建。获得三维成像首先要取得足够的三维数据,在 X~CT 和 MRI 的三维成像技术中都是采用多层平行切片方法(如同切面包片一样),取得一组二维数据,再通过插补构成三维数据。由于肋骨和肺叶的影响,这一方式在超声的心脏成像中还不能采用,必须让探头通过适当的"窗口"采集所需三维数据。在取得三维数据以后,进一步的问题便是三维重建和三维立体显示。在这方面,超声三维影像重建的技术原理与其他成像仪器的三维影像重建并无显著区别。主要是通过计算机的数据处理来完成三维重建的。目前已有多种立体重建方法,并且随着计算机软件的不断升级和硬件性能的更新与提高,三维影像的重建速度和精度也在不断改善。美国 ATL 公司生产的 HDI5000 型彩超显示的三维灰度影像,画面中已非常清晰地再现了腹中胎儿的面部。

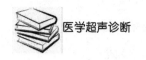

在超声三维成像的回声信息采集中,最简单的方法是采用坐标位移法,通过移动坐标位置将数帧常规 B 型影像叠加在一起。

沿 Y 轴方向移动电子扫查探头,由于影像位置的移动,很多 B 型影像便写进同一存储器,于是探头只要沿 Z 轴方向扫描 1 次,便可以得到建立 1 幅三维影像所需的原始数据。要想实现立体显示,还应对影像数据进行处理。在经过实时影像平滑处理、灰阶影像处理、实时边界探测和实时内边界消除等复杂的计算机数据预处理过程之后,再进行储存、叠加和显示。该系统大致由探头、影像处理、数字扫描转换和显示器等单元构成。

除了这种沿轴向移动获取多平面重建三维影像的方法外,还有轴旋转角度获取多平面进行三维重建的,如沿心脏长轴每转 30°取一切面,1 周共取 6 幅切面,便可重建心脏的三维影像。也有采用长轴影像和短轴影像重建三维影像的。这些方法都要同时把切面影像及它们之间的位置与角度信号送入计算机,由计算机作相应的组合和处理后,在荧光屏上再现该器官的三维影像。物体的三维影像可以用网格线来表示物体形状的外形框架影像,也可以用灰阶来表示物体表面形状的立体阴影影像,用减法处理获得的旋转式透明三维灰阶影像可以显示器官立体的透明影像,

有利于观察器官内部的结构。目前所能实现的超声三维影像大多是静态或动态的三维超声成像功能,除了在静态的影像质量和动态的帧频数目(反映动态过程的连续性)上仍需进一步提高外,最主要的不足是目前几乎没有三维影像是实时获得的,因而会产生"时~空非同步"失真。

(四)超声 CT

在 20 世纪 70 年代初,用于头部和全身的 X 线扫描断层成像(X~CT)机相继问世后,给医学诊断史开创了具有划时代意义的新篇章。其实用于 CT 成像的传递媒介并不限于 X 线,自从 X~CT 在医学诊断上取得巨大突破后,科学家们就对其他传递媒介的 CT 技术进行了广泛而卓有成效的探索。如微波 CT(microwave~CT)、核磁共振 CT(MRI~CT)和超声 CT(US~CT)等。

超声波在人体内传播时,体内的不同组织结构的不同声学特性会引起声速的变化和声强度的衰减差异。设法获得这些声速的变化或者声衰减的数据并以此为参量,用计算机再建出超声透射影像,这种成像技术即为超声计算机断层成像(US~CT)。

为了获得各种参量的数据,用超声波照射探测目标。对共轴的发射换能器和接收换能器同步地沿着 1 条直线扫描,取得切面内的投影数据,然后这对发射接收换能器组在同一平面中旋转 1 个角度,再作直线扫描,取得这个视角的投影数据,如此继续下

去,取得足够多的数据后,再把这些信息组合起来,像 X~CT 那样,使用代数重建法或反投影技术来重建影像。

需要指出的是,计算机断层成像理论和技术是建立在射线在被扫描物体中沿原来的射线方向传输的前提下,对 X 线或 γ 射线是没有问题的,然而当超声穿出组织时引起的折射和衍射会使超声波束偏离原来的指向,因此得到的衰减剖面影像可能不是沿着原来声速方向上的组织成分的真实数据显示,从而造成一定程度上的误差。这些方面的改善还有待于今后对非几何光学的影像重建理论研究,以及更佳工作参量的选取等方面的不断探索。这正是 US~CT 早在 1974 年问世并用于临床诊断但迄今未能广泛普及的主要原因。

就超声 CT 而言,无论是从今后的发展前景而言,还是从目前对临床应用的价值而言,仍然是具备许多优点的,现归纳如下:①它选用了区别于 B 型超声诊断仪的新的成像工作参量(如声速、声衰减等),因而可获得有关人体组织结构与状态的其他信息;②它给出了人体断面上声速或声衰减的定量空间分布,为定量诊断的可能性开拓了新的途径;③与 X~CT 相比,造价成本低,更重要的是在辐射安全性上占有绝对优势;④US~CT 技术还可用于测量人体内与声波有关的其他物理量,如在加热治疗法中,它已成功地用于体内无损测温等。

（五）超声显微镜

20 世纪 50 年代,超声显微镜(ultrasonic microscope)的名称和原理即被提出,至 70 年代中期已有 2 种形式的超声显微镜被研制出来,一种为机械扫描式超声显微镜(scanning acoustic microscope,SAM),一种为激光扫描式超声显微镜(scanning laser acoustic microscope,SLAM)。这是继光学显微镜(LM)和电子显微镜(EM)之后的又一类生物医学细微结构分析研究的有力工具。

对于一些透光性较差的样品,在直接用光学显微镜观察时,细微结构不容易被清晰地观察到,而超声显微镜不像光镜那样,必须要给样品加染着色剂;也不像电镜那样,必须置样品于高度真空之中。它完全可以在自然条件下进行观察分析。因此,超声显微镜不仅仅是光镜和电镜的重要补充,而且由于它具备了自身特有的优点,以至于可能在生物医学中开拓出新的应用领域。

在光学显微镜中,用以探测和揭示物质结构信息的载体是光波,而在超声显微镜中,探测信息的载体则代之以声波。我们知道,由于波的衍射作用,显微镜的分辨力大小主要决定于探测波的波长,波长越短,分辨力越高。当声波的频率相当高时,声波波长可以小到与光波波长相比拟,甚至可以比可见光的波长短得多。因此,超声显微镜

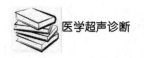

的分辨力不仅可以与光学显微镜的分辨力相媲美,而且还有可能大大超过它。超声显微镜是以水作为显微镜的声耦合媒质的,当声波的频率被提高到 3×10^9 Hz 时,由于水中的声速不变,仍为 1500m/s,所以此刻其中对应的声波波长 $\lambda = c/f = 0.5 \mu m$。这比绿色的可见光波长 $0.55 \mu m$ 还要短一些。按照分辨率 $d \approx 1/2\lambda = 0.25 \mu m$,则超声显微镜在 $f = 3GHz(3 \times 10^9 Hz)$ 时,它的分辨力已能和光镜相匹敌。实际上在通过采取提高声波频率、降低工作温度及增大声波功率等措施的基础上,还可以进一步地提高超声显微镜的分辨本领。据报道,在以液氦作为声耦合介质的 0.1K 的超低温之下,其分辨力已有达到 $0.09 \mu m$ 的记录。

机械扫描式超声显微镜(SAM)根据工作方式不同又有透射式和反射式之分。前者的超声发射与接收换能器(也可合用一块换能器)只能在声透镜单侧。

声透镜是用蓝宝石晶体为材料制成,对称两组透镜的外表面为平面,而相对的内部为抛光的半球形凹面声聚焦透镜。凹面表层还涂有一层玻璃,用以在蓝宝石与水之间的声阻抗变化上起到缓冲作用,以减少声波在界面上产生反射。两相对凹面中间充以水作为传声媒质,超声压电换能器被分别贴装在蓝宝石声透镜的两侧外表面。当超声频率电压激励发射换能器时,会产生平行声束,并且经过声透镜的作用会聚于水中的焦点上,此焦平面即为载放台上被观察样品的位置。透过样品的声波经过另一块声透镜后会还原成平行声束,声束经过接收换能器又被转换为包含样品内部声学参量信息的电信号,经过放大及处理后可送入显示器重现出样品上某点的影像。如果使载放台连同样品在机械装置的推动下在垂直于声透镜轴线的平面上沿着 X ~ Y 轴做有规律的扫描运动,就能使样品中的每一点依次被直射声波所透射扫描。同时,显示器的光栅亦做同步扫描运动,则可以在荧光屏上显示出样品结构的全部影像。改变样品机械扫描运动的区域也就调整了超声显微镜的放大倍率。通常这一扫描运动在几秒内便可完成一幅影像的重现过程。

SAM 是利用超声波在传播中,由于样品的硬度、构造和黏性的不同,使声波状态产生微细差异的性质,从中选取工作参量,比如以声速和声衰减作为测定目标,便可派生出 2 种计量方法:①相位计测法:由于是把在组织中传播的声速变化显示成影像,故而以声速越快的组织越接近于红色、声速越慢越接近于蓝色的颜色而显示出来;②振幅计测法:由于是把在组织中的声波衰减量作为振幅的变化而加以显示,故而以衰减(振幅的变化)越大的组织越接近于红色、衰减越小则越接近于蓝色的颜色显示出来。进一步还能够将影像上任意地点的横方向的组织中声速变化或衰减量的变化作为波状图形而同时显示出来。当然生物组织中是没有明显的颜色差异的,这里所显示的颜色也是通过我们以前叙述的彩阶处理技术,依靠计算机彩色编码来实现色彩显示的。由于原理相同,此处不再赘述。

激光扫描超声显微镜(SLAM)的情况类似液面声全息。它采用平面波,但不需要参考声波干涉。当声波透过样品在液面形成代表样品结构信息的波纹时,由激光扫描读出这些信息,经电脑处理后显示。从原理上来说它要比 SAM 优越,但其结构较为复杂。由于它只需一薄层水放置样品并形成液面,因此衰减比 SAM 小许多,有利于提高工作频率或样品的厚度。此外,它的样品不移动,保持静止,由激光束进行扫描,影像稳定。目前在基础医学研究和临床诊断中已有较多的应用。提高 SLAM 分辨率的关键除了提高超声波的频率 f(相比较在同样介质中传递时,声速 c 不变,则波长 λ 降低)之外,还需进一步缩短激光的波长,以期继续改良 SLAM 的性能参数。超声显微镜的工作频率目前在 100MHz 到 3GHz 之间,分辨率已达到微米级之下,其工作频率如此之高,因此介质的吸收衰减也非常之大,穿透深度很有限,所以它只适宜做标本切片观察。在用超声显微镜观察样品时,可以显示物体弹性性质的局部改变,一些影响传播的物理性质,如压缩系数、密度、黏性和弹性等改变均可反映到声像图中。另外,它不用染色就能把生物材料的精细结构加以鉴别。还由于样品是处于水中进行声耦合,而且这种低功率的声波对生命物质的活性没有什么影响,所以对于细胞等生命物质的活动及性质的研究特别有利。

第三节　超声诊断

一、超声诊断的定义及优势

超声诊断学是利用超声波的物理特性和人体器官组织声学特性相互作用后产生的信息,并将其接收、放大和信息处理后形成图形(声像图、彩色血流图)、曲线(M 型心动图、频谱曲线)、波形图(A 型)或其他数据,结合解剖、病理、生理知识和受检者的病史、临床表现与其他实验室或影像学等检查,综合分析,进行疾病判断的一种影像学诊断方法。

超声诊断具有如下优点:

①无创伤、无痛苦、无电离辐射影响,是目前最常用的一种影像学诊断方法。

②实时显示,对活动界面能作动态显像。

③既能提供病变组织解剖结构形态学信息,又能反映血流动力学变化。

④能获取多方位的断面图像。

⑤定性、定位诊断符合率逐步提高,部分特异性高。

⑥对部分小病灶有良好的显示能力。

⑦无须使用造影剂,能发挥管腔造影功能。

⑧脏器功能判断,如心功能、胆囊收缩功能等。

⑨能及时得出结果,并可多次随访检查。

二、超声诊断局限性

①同病异图:如原发性肝癌有许多不同回声、形态的声像图表现。

②异病同图:如部分结节性肝硬化与弥漫性肝癌声像图相似,难以鉴别。

③骨骼、含气脏器:由于超声物理性质,使其对骨骼、肺和肠管的检查受到一定限制。

④病灶位于超声探测"盲区":有"相对盲区",如肋骨后方肝内小病灶。有"绝对盲区",如肝右前叶前上方肝表面的小病灶,从前、侧肋间扫查时,受肺气干扰,从肋缘下向上斜行扫查又受扫查角度的影响而往往不能被发现。

⑤与周围组织回声相似的病灶,有时显示不清晰。

⑥液性并非都是无回声,如囊肿合并出血或感染时。

⑦实性并非都是有回声,如胎儿肾锥体可呈无回声。

⑧伪差(像):由超声本身较复杂的物理效应所致,常与超声图像并存,如声影、侧壁回声失落等。

⑨不同频率的超声探头扫查同一病灶,有时出现不同回声的二维图像。

我们曾用7.5MHz探头探测左腋窝包块,三个包块图像具有囊肿的声像图特征表现,拟下左腋窝囊肿声像图的诊断。因考虑左腋窝囊肿很少见,且触及包块质中,故用另外一台彩色多普勒仪,选用10MHz探头探测,发现包块内均呈弱回声,并有丰富的血流信号,检查结果为左腋窝实质性肿块,病理结果为恶性淋巴瘤。

三、超声诊断的任务

(一)普查疾病

近年来,由于B超诊断仪分辨力的提高发展和广泛应用,不少地方已作为肿瘤普查的重要方法之一。如日本已将超声对乳腺的防癌列入普查的项目之一,普查后应做出正常、可疑、良性或恶性病变的诊断。1977年日本和贺井曾普查了4143名妇女,认为需要复诊的 509 人,占 12%,经筛选需全面检查者 76 人,占 18%。最后确诊为乳癌者 2 人,纤维腺瘤 5 人,纤维囊性病 33 人。这说明超声显像普查对妇女早期发现乳癌有一定意义,特别是对年轻妇女、妊娠期或不宜接受 X 线照射者,超声诊断价值更大。

随着超声显像仪分辨力的改善,对早期肝癌的诊断较为敏感,与 CT 类似,优于同位素。一般直径 lcm 以上的肝肿瘤即可显示,此时临床尚无任何症状和体征,甚至化验亦无异常,而 B 超一般较临床出现症状早 2~3 个月甚至 1~2 年以上发现早期肝癌病变,故可利用这一早期发现的优势及早处理,为外科手术可能性及手术方案设计提供重要参考依据,所以 B 超诊断可作肝癌普查的工具。

(二)诊断疾病

过去许多临床上难以发现及不能确诊的疾病,应用超声显像可以早期发现,并早期明确诊断口例如;眼科诊断非金属异物时,在玻璃体混浊情况下可以显示视网膜及球后病变。对心脏的先心病、风心病、心房黏液瘤的 B 超检查有特异性,可代替大部分心导管检查。还可根据心壁外液性暗区来确诊心包积液;根据室壁的厚度、左室流出道及二尖瓣曲线的改变来确诊肥厚性心肌病。此外对血管的通断、血流方向、速度的测定可广泛应用。早期发现肝占位病变的检出已达到直径 lcm 水平。可清楚显示胆囊、胆总管、肝管、肝内胆管、胰腺、肾脏、肾上腺、前列腺、膀胱等,能检出有无占位性病变。尤其对积液与囊肿的物理定性和数量、体积等测定都相当准确。对各种管腔内结石的检出率高出传统的检查方法。对妇产科更解决了过去许多难以检出的疑难问题。如能对胎盘定位、羊水测量、单胎或多胎妊娠、胎儿发育情况及有否畸形、胎儿存活与否和葡萄胎等做出早期诊断。并能确诊附件有无囊肿(如卵巢囊肿或输卵管积水等)。

此外,介入超声的推广应用,在临床上发现和怀疑腹腔内有占位性病变,经 B 超证实者均可作超声引导下穿刺细胞学检查或组织学检查,这通常用于肝、肾、胆、胰等占位病变及腹部其他有关器官肿瘤的良性、恶性鉴别诊断,也适用于囊肿或脓肿的确诊。

心脏超声造影与彩色多普勒,适用于多种心脏病和血管疾病,可确定心脏解剖结构,心内血液分流,观察静脉畸形引流,探测瓣膜关闭不合,心功能与血流动力学的变化等。特别是对心内血液分流者的确诊提供重要的依据。

(三)治疗与观察疗效

①肿瘤的治疗及疗效观察:国内外已开展利用超声引导向肿瘤内注射酒精、抗肿

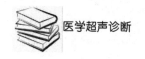

瘤药物、干扰素等治疗肿瘤,并用 B 超追踪观察治疗效果,此外癌肿的手术切除及放射治疗的情况可用 B 超来观察疗效并能观察癌肿是否复发或转移情况。

②有关器官结石疗效观察:如肝胆系结石(包括体外碎石)非手术疗法的疗效观察。

③有关器官组织炎症感染、脓肿的抗感染治疗的疗效观察及胸水、腹水病人的穿刺定位和疗效观察。

④对于腹部脓肿(膈下脓肿、肝脓肿、肾周围脓肿、盆腔脓肿和肠间脓肿等)的超声引导下穿刺引流、排脓,可做脓液的培养和药敏试验并能用 B 超观察疗效情况。

⑤用于心脏病手术(如心脏瓣膜置换术、心房黏液瘤手术切除术)后的疗效观察。

⑥妇产科用 B 超来观察宫内胎儿发育迟缓(IUGR)治疗后的疗效观察及观察宫内胎儿生长发育情况。

(四)其他

超声显像是 20 世纪 80 年代以来发展十分迅速的医学新技术,在诊断和治疗疾病等方面显示出巨大的生命活力。介入性超声是指在超声引导下完成的诊断和治疗操作,包括超声引导下细针穿刺活检、少量组织的一切割病检、体内液体穿刺抽吸、穿刺注入造影剂造影摄片、体腔内扫查与胎儿宫内诊断等。介入性的体腔内扫查更是近年的新进展,目前开展得比较广泛的是食道内超声、腹腔镜超声扫查、胃镜超声显像、阴道与直肠内超声、经尿道膀胱内和血管内超声扫查等。这些体腔内超声显像技术有助于观察体内组织器官的细小病变及其病变周围的情形,对进一步确定病变的良、恶性和肿瘤的分期上有重要作用。术中超声探头的应用又丰富了超声显像的临床内容,除了神经外科使用术中探头非常普遍外,肝胆疾病、腹腔以及后腹膜内肿块病灶的定位诊断和了解病灶内部回声结构等方面有着十分积极的意义。血管内探头能对血管内栓塞或血管狭窄进行明确诊断外,还能应用于消除血栓与扩张血管的治疗工作。

此外,超声显像对脏器移植工作方面也起着重要的作用,彩色多普勒可以观察移植脏器的供血情况,能实时直观地显示出脏器内的血管血流及血流动力学的变化,较早地预测出排异反应,从而成为器官移植中不可缺少的辅助工具。随着超声显像更加深入与广泛地开展,对骨骼、关节疾病,肺组织与纵隔肿瘤,以及 B 超观察妇女的卵泡发育和排卵规律与内分泌变化的关系,国内外已作了较系统的研究与应用,尤其在生殖工程中检测与引导穿刺卵泡抽吸取卵,无疑是一种较有效的手段。还有三维超声已从实验室进入临床,随着它的开发应用,将会使超声显像技术出现一个崭新的局面。

四、超声检查

(一)检查前的准备

1.受检者准备

胆道系统检查需前一天晚餐进清淡饮食,当天禁用早餐,使胆囊充盈胆汁,以利胆囊内病变的显示。妇产科或前列腺等盆腔内脏器或病变检查,需适度充盈膀胱,以使盆腔内脏器显示清晰。经胸进行心脏检查一般不需做特殊准备。对不合作检查的小儿,临床医生依情况适量给予口服镇静剂,使小儿能配合检查。

2.检查者准备

对检查者来说,必须做好检查前的准备。使用的耦合剂是否符合要求、开展介入性超声的器具有无消毒、超声显像用的造影剂、备用的抢救药品是否在有效期内等。

检查操作前应详细了解有关病史,明确检查目的。根据检查脏器和部位选用适当检查探头。

检查室内应安装空调设备,以保持室内温度在(25 ± 3)℃范围内。一方面病人检查时部分身体(胸、腹部)需裸露,另一方面仪器的正常运转,要求有适宜的环境温度。仪器上的接地装置要求良好,以确保病人和医生的安全。

(二)超声检查基本程序

①熟悉仪器性能,正确操作仪器。

②掌握操作手法和各脏器超声检查的程序。

③阅申请单,了解病情,检查内容和目的。常需询问病情及进行必要的体检。

④正确描述、记录,分析图像。分析声像图,要与临床结合,既要注意临床表现,又不要将声像图与临床表现生拉硬套。在分析过程中,不论声像图典型与不典型,都不要忽视鉴别诊断。复查病例,需与以前超声检查结果对照。

⑤综合分析,书写并报告检查结果。

(三)操作基本手法与要求

1.基本操作手法

(1)连续断面法

在选定某一成像平面后,依次将探头缓慢连续移动,从各个连续的图像中观察和分析。

(2)扇形断面法

选定某一成像平面后,不动探头在体表的位置,按一定角度上下或左右摆动探头,

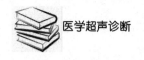

构成立体扇形图像,观察和分析。

(3)适度加压法

用探头探测腹部时,适度加压,可推移肠管气体,使探查部位如卵巢,中段输尿管距探头距离更近,成像更清晰。

(4)十字交叉法

两个互相相交的垂直断面。常用于穿刺部位的定位,取十字交叉扫查中心进行定位。

2.操作要求

扫查脏器从无到有再到无的原则:特别适合比较大的脏器如肝脏、中晚期妊娠子宫。探测肝脏肋间斜切时,从上要观察到肺气反射断面,再连续扫查肝脏,往下一直扫查到肝下缘至无肝脏区,即从无肝脏断面到有肝脏再到无肝脏。

多断面原则:探测脏器、组织至少要在两个不同断面显像观察和分析,以减少漏诊,避免假阳性的发生。

(四)探测断面与图像方位的关系

1.腹部断面(仰卧位)

(1)横断面

监视器本身左侧所显示图像示被探测断面的左侧的组织结构。监视器本身右侧所显示图像示被探测断面的右侧的组织结构。

(2)纵断面

监视器本身左侧所显示图像示被探测断面下侧的组织结构。监视器本身右侧所显示图像示被探测断面的上侧的组织结构。

(3)斜断面

如斜断面近乎横断面,则以上横断面为标准。斜断面近乎纵断面,则以上纵断面为标准。

(4)冠状断面

监视器本身左侧所显示图像示被探测断面的下侧的组织结构。监视器本身右侧所显示图像示被探测断面的上侧的组织结构。

2.心脏断面(仰卧位经胸探查)

(1)左室长轴观

监视器本身左侧显示图像,示心底结构。监视器本身右侧显示图像,示心尖结构。

（2）心底短轴观

监视器本身左侧显示图像,示正位的肺动脉结构。监视器本身右侧显示图像,示正位的右室、右房结构。

（3）心尖四腔观

监视器本身左侧显示图像,示正位的左室、左房结构。监视器本身右侧显示图像,示正位的右室、右房结构。

（五）超声显示主要描述与意义

1. 回声强弱描述与意义

①强回声:反射系数大于50%以上,灰度明亮,后方常伴声影,如结石和各种钙化灶等。

②高回声:反射系数大于20%左右,灰度较明亮,后方不伴声影,如肾窦和纤维组织等呈此类回声。

③等回声:灰阶强度呈中等水平,如正常肝等实质脏器的回声即是。

④低回声:呈灰暗水平的回声,如肾皮质等均质结构即表现为此类回声。

⑤弱回声:表现为透声性较好的暗区,如肾锥体和正常淋巴结的回声即属此类。

⑥无回声:均匀的液体内无声阻抗差异的界面,即呈无回声暗区,正常充盈的胆囊和膀胱即呈典型无回声区。

2. 部分特征图像描述与意义

脑中线结构飘动征:胎头脑室内积液波动冲击大脑镰结构引起飘动,见于胎儿脑积水。

声晕:指环绕病灶周围的无回声或弱回声暗带。其临床意义不一,肝实性病变有声晕者,多为肝癌。而甲状腺肿瘤周围有声晕者,多为腺瘤。且声晕宽窄不一,约0.1～0.3cm,小肝癌的声晕多较窄,而转移性肝癌肿瘤周围常为宽声晕。

靶环征:病灶中心回声稍高或高,周围绕以较宽的弱回声或低回声或无回声环,形似靶环,多见转移性肝癌,亦可见正常胃贲门横断面图像。

牛眼征:与靶环征略不同的是病灶中心稍高回声区因液化坏死呈低或无回声,形似牛眼,常多发。多见转移性肝癌,如乳腺癌,肺部燕麦细胞癌的肝转移。

裂缝征:病灶区内出现细管状透声带如裂隙状,有的从病灶边缘达病灶内,也有的可穿过整个病灶,后者又称管道穿透征,如能显示血流信号,则为血管穿透征,多见肝血管瘤。

胆囊壁双边影:胆囊内、外层呈稍高回声,中层弱—无回声,为胆囊壁水肿所致。

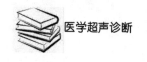

见于急性胆囊炎,肝硬化,低蛋白血证等。值得注意:不是所有的胆囊壁双边影都由胆囊炎引起。

平行管征:肝内扩张的胆管与相伴行的门静脉分支构成平行管状暗区。

假肾征:周边厚薄不一的低—弱回声,中央残腔呈不规则高回声,横断面类似圆形或椭圆形,边界不规则,而纵断面呈长椭圆形,类似肾脏影,但连续追踪扫查,其两端与消化道相延续。多见消化道肿瘤。

声影:指强回声后方的长条状无回声暗带。骨骼、结石、钙化灶的声影边界清晰,而部分气体后方的声影边界模糊。

（六）超声报告书写与资料记录

1. 报告书写内容

一般项目:包括姓名、性别、年龄、超声号、住院号、门诊号、科别、床号、检查报告日期、医师签名等。

检查项目:包括检查部位、范围、受检者体位、扫查断面、记录纸/照片等。

对声像图的描述:正常及异常声像图的描述。主次不漏,重点突出,应用超声术语,书写有顺序,描述准确。

检查结果:

检查结果类型:①明确,可提示病名诊断;②可疑,提示可能病名诊断;③不明,不提示病名诊断。

结果内容:病变部位、疾病名称。力求检查结果客观、准确,尽可能为临床提供有价值影像方面的诊断。

必要建议:针对性提出。

签名和日期:由超声检查医师签名,日期按年、月、日排列。

2. 报告书写要求

基本要求:书写字迹整洁不涂改、不缺项、无错别字。力求描述全面、准确,术语规范,条理清楚,结论客观,及时报告。急诊病人检查报告应记录报告具体时间,按年、月、日、时、分排列。

注意事项:①报告的客观性和科学性。②注意与临床及其他影像检查、实验检查等相结合。③注意鉴别诊断及检查前后的对照。④报告既要回答临床提出的问题,又要为临床提供没有发现的问题。

3. 资料记录方式

资料的记录包括文字记录和图像记录。在检查时,我们需要用记录下所测量的数据并对观察到的声像图用文字进行描述,形成超声诊断报告。同时,我们还可以应用各种手段对检查的图像进行保存,便于今后教学和科研的开展。图像记录方式包括静态和动态图像两类。

(1)静态图像

视频打印机:这是目前最常用的图像记录方式,记录图像快速、清晰。利用热敏打印方式,将从主机获得的视频信号转换为红外线扫描在热敏打印纸上,使之立即成像。

照相机:利用各种照相机对屏幕上显示的图像进行拍照,从而记录下当时的图像并可形成胶片保存。

图像采集卡采集:通过在计算机上加装一块专门的图像采集卡,与主机的视频输出口相连,从而获得数字化的图像。可以方便地进行保存。

DICOM连接:目前的超声仪器大部分都具有DICOM接口,通过DICOM协议能直接从超声仪器中获取图像的原始数据,进而可进行图像测量、后处理等功能并进行保存。

(2)动态图像

录像机:利用主机输出的视频信号,接入录像机内,实时录制当时检查的动态图像。

摄像机或摄像头:通过对屏幕图像进行摄像来保存动态信息。

计算机采集:和静态图像采集类似,利用图像采集卡实时动态采集图像并转换为数字视频文件,可制成光盘保存。

五、伪像的识别

伪像(artifact)又称伪差,在超声成像中常会出现多种伪像,诊断者和声像图阅读者不仅要识别伪像,避免误诊,而且要利用伪像,帮助诊断。

1. 混响(reverberations)

超声照射到良好平整的界面而形成声在探头与界面之间来回反射,出现等距离的多条回声,其回声强度渐次减弱。腹部探测时,腹壁的筋膜和肌层都是平整的界面,常出现混响伪像,出现在声像图的浅表部位,尤其在胆囊和膀胱等液性器官的前壁,更为明显。

2. 多次内部混响

超声在靶内部来回反射,形成彗尾征,利用子宫内彗尾征可以识别金属节育环的存在。

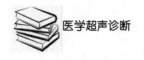
3. 部分容积效应

又称切片厚度伪像,因声束宽度引起,也就是超声断层图的切片厚度较宽,把邻近靶区结构的回声一并显示在声像图上,例如在胆囊内出现假胆泥伪像。

4. 旁瓣伪像(sidelobe artifact)

由超声束的旁瓣回声造成,在结石等强回声两侧出现"狗耳(dogear)"样图形。

5. 声影(acoustic shadow)

由于具有强反射或声衰减甚大的结构存在,使超声能量急剧减弱,以致在该结构的后方出现超声不能达到的区域,称为声影区,在该区内检测不到回声,在声像图中出现竖条状无回声区,紧跟在强回声或声衰减很大的靶体后方,称为声影。声影可以作为结石、钙化灶和骨骼等的诊断依据。

6. 后方回声增强(enhancement of behind echo)

当病灶或组织的声衰减甚小时,其后方回声将强于同等深度的周围回声,称为后方回声增强。囊肿和其他液性结构的后方会出现回声增强,可利用它作鉴别诊断。

7. 折射声影(refractive shadow)

有时在球形结构的两侧壁后方会各出现一条细狭的声影,称为折射声影,也称为折射效应(refractive effect)、边界效应(side effect)或边缘声影(edge shadow),这是因为超声照射到球体的边缘,因折射关系,使后方有一小区失照射,没有回声所致,不可误诊为结石或钙化结构。

8. 其他

伪像种类颇多,如镜面伪像、声速失真、彩色血流图中因心脏或大血管搏动使组织移动,出现闪烁彩色,因探测角度过小,使该处血管有血流而不出现彩色,均属伪像范畴,阅读者应予注意。

六、常规二维超声成像

(一)原理

声束在体内扫查时获得回声信息,形成声像图。根据回声时间区别散射子的深度,根据声束在扫查平面经过的距离定出散射子之间的侧向距离(宽度)。散射回声的振幅(或能量)则利用灰度表示。

(二)分类

低频超声探头工作频率在 $2.0 \sim 2.5 \mathrm{MHz}$ 间。用于肥胖病人及成人颅脑检查。有时亦用于体躯宽大及肥胖者心脏检查。

中频超声探头工作频率在 3.0～4.0MHz 间。用于一般病人腹部脏器、泌尿科、妇产科、腹腔、盆腔等脏器检查。

高频超声探头工作频率 5.0～10MHz 间(目前已有超过 15MHz 高频超声)。用于眼球、颈部血管、甲状腺、乳房、睾丸等浅部小器官检查。

(三)声像图分析原则

超声不能显示光学显微镜下的细节,不能做出与病理学类似的诊断,不同的细胞病理学改变可在声像图上表现相似。声像图所反映的是由于病理改变后所产生的组织间声阻抗的差别情况。根据不同声阻抗与声像图上的规律,可进行以下十数种病变的分析:

先天性异常脏器未发育、发育不全或重复发育;脏器位置异常、大小异常、形态异常、结构异常及内部管道异常等。

急性炎症脏器肿大;充血使回声增强,水肿使回声减弱;积液为无回声暗区,出现为暗区内细小光点;陈旧性出血为暗区内条状、块状高回声沉淀。

慢性炎症脏器变形或缩小;内部回声不规则增粗、增高;可能出现小囊肿或小钙化斑。

液性病变通常为无回声暗区,增益加大后暗区内仍无回声,其后壁及后方仍明显增高。液性病变可存在于体腔内、含液脏器内及实质性脏器内;脓肿、肿瘤中心坏死或液化均可显示液性内容。

纤维化纤维组织中胶原蛋白百分比增加,其声阻抗增高,增大了与软组织间反差(阻抗)度,回声增高。呈点状、线状、网状及结节状等。

钙化表现为极强回声斑点、条状及后方声影。钙化为多种病变愈合过程中的最终表现,但亦可出现外加的钙化性病变(如胆囊结石);少数恶性肿瘤内部呈微钙化点(乳癌)或大钙化斑点(结肠癌转移)。

实质性占位为空间中确定存在的、内部具各种回声分布的占位性病变。实质性肿块可具清晰包膜、清晰边界;或见隐约边界;或不能显示包膜与模糊边界。内部回声高低不一,分布各异,良、恶性间尚难确定其规律。

气体肺及胃肠道内应有气体填充。气体为极强回声且易于变动体。气体下方为长条多次反射。异常部位气体积聚常为病变表现。如:含气脏器穿孔、产气杆菌感染等。

阻塞性病变管道阻塞后其近端内径扩张;阻塞部位外加回声;阻塞远端管道萎瘪或无明显变化,视管壁含弹性纤维多少而定。有时管道阻塞体不在管内而系管外纤维

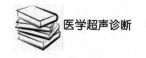

收缩、管道扭曲或管外肿瘤等压迫。

由一个管或腔异常地通向另一个管或腔,包括胃肠道、血管、脏器内外各种管道。有时需根据瘘管形成后液、气等内容交通后产生的变化进行分析。

异物:各种异物因其成分、形态、大小和部位的不同而表现不一。金属异物均具强回声边缘,后方常具彗星尾征;高分子聚合物体异物则具中等回声,在其体积较大、管道较厚及形态较特殊且处于管腔、液体中时较易识别;相反,甚薄的包囊与软组织甚难区分;异物种类甚多,如棉花、纱布、蜡类、小沙粒、竹木刺等,其可识别度视其大小及所在病灶区而定(眼球内 0.2~0.3mm 异物,即可被 10MHz 超声发现)。

活动体二维超声可发现体内的活动体,如胆道、胆囊内成活蛔虫,眼球内、皮下成活蠕虫等。

(四)应用范围

义颈部:新生儿颅内疾病、成人一小部分颅内疾病、眼球及眼眶、唾液腺、甲状腺及甲状旁腺、其他颈部软组织病变。

胸部胸腔、纵隔及部分肺表面疾病、心脏与大血管。

腹部膈下区、肝、胆、胰、脾及腹腔、腹膜后部分疾病。

泌尿科肾脏、输尿管、膀胱、男性前列腺及阴囊疾病等。

妇产科及盆腔子宫、卵巢、输卵管、胎儿与其附属物及部分盆腔内肿瘤等疾病。

其他腹腔内大血管、颈部及周围血管疾病、部分骨关节及软组织疾病,骨关节及软组织疾病仅少数医院开展。

七、彩色血流成像应用

(一)原理

声束入射至体内动散射子,运动的散射体回声频移,在频域中的改变称超声多普勒效应。将正值频移与负值频移用二类不同彩色表达,频移值大小用彩色中的亮暗度或"红→黄""蓝→绿"色谱表达,则凡在血管腔或心腔内以彩色显示其流动状态,此名"超声彩色多普勒血流成像"。如用入射声束直接测定动散射子在规定的时间内所经过的距离,则直接测得正确流速,称"时域法"。同样,对流速与方向作彩色编码获得血流流动显示,此名"超声彩色流速成象(CVI)",本法不应用多普勒效应。上述两种方法均反映血管或心腔中的直接血流流道,统称为"超声彩色血流成像"。

(二)分类

超声彩色多普勒血流成像(CDI):红细胞流动时散射的频移信息作彩色编码后成

像。较常用。管壁、心壁及心瓣膜的低频信息一般均予滤去。用作血流动力学诊断。

超声彩色多普勒组织成像(DTI)：心壁、瓣膜、血管壁活动时的多普勒频移信号接收后彩色编码成像，而将血流的高频(低振幅)信息滤去。用以显示心壁收缩的异常改变。

超声彩色流速成像(CVI)：为非多普勒效应血流成像，对 θ 角的角度依赖效应降至最低，并消除了混叠伪差。

超声彩色多普勒能量图(CDE)：为多普勒频移信息中的能量(即与振幅平方有关)的血流成像技术，灵敏度高。

(三)分析原则

1.超声彩色多普勒血流成像及超声彩色流速成象

观察、测量血流流道必须根据某些原则合适选定彩标范围及彩色增益，不便灵敏度过低或者过高(彩色溢出)。

分析血流方向系指对于入射声束的相对流向。在调节彩框使左右偏转(steering)时，常可使彩色翻转。

分析流层改变在正常直管中，血流从血管中轴至管壁基本上按不同层次、不同流速作流动，层次之间不致交叉混杂。湍流为红、蓝、亮色镶嵌的狭窄型流束;涡流为红、蓝有序旋动分布的扩张型流层。

2.彩色多普勒组织成像

血流被低通滤波器滤去，无任何彩色。

组织活动所产生的多普勒信号显示为彩色。

可发现活动组织内的静止组织，或者活动组织中活动特别大的部分。

3.超声彩色多普勒能量图

较彩色血流成像灵敏度增大 3～4 倍，但不能以不同彩色显示，即不能辨别血流方向。

动脉与静脉呈同样色彩，混合成像。

可用以显示血管树的整体分布。

成像速度缓慢，脏器慢速动作可产生大量闪彩干扰。

新型方向性超声彩色多普勒能量图则可任选加入不同比例的其他彩色以显示血流。

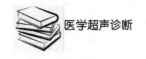

八、频谱多普勒超声应用

(一)原理

动散射子的回声频移在"流速－时间"坐标上以曲线形式表达。X 轴的上、下代表频移的正、负及大小。此曲线应称多普勒差频频谱曲线,简称多普勒流速曲线。绝大多数的频谱多普勒设备,均为彩色血流成像系统中的一个部分。故首先应显示彩色流道,再在此流道中置入频谱多普勒取样线,特别注意取样线与流道(方向)间的 θ 角调整。只有在使用 θ 角校正线正确校正后,流速值方有意义;只有在 θ 角小于 60°时,测量可信度可满足临床需要。

(二)分类

1. 连续波式(CW)多普勒

最大流速测量不受限制,灵敏度高,不存在任何混叠伪差,曲线下无窗口显示,无距离鉴别能力,对声束途径中所有血管内血流信息同时提取、重叠显示在曲线上。

2. 脉冲波式(PW)多普勒

应用脉冲式超声发射。脉冲重复频率的1/2 称 Nyquistfrequency。超过 Nyquistfrequency 的频移必然产生混叠伪差。设距离选通门,可对声束途径中数条血管之一,选定取样。具甚佳距离鉴别能力。临床诊断中多使用脉冲波式多普勒。

(三)分析原则

用以测定有无血流。低速血流需调节滤波器至最低频率,甚至不用滤波器。一般对最低速血流的灵敏度优于彩色血流成像法。

明确辨别动脉血流与非动脉性血流。

辨明血流方向(对声束而言)是正向、反向或双向。

测定流速高低。

精确分析其为湍流、涡流或其他异常血流。

测定多普勒流速曲线上阻力指数(RI)、搏动指数(PI)及其他参数。

九、腔内超声应用

(一)原理

为提高图像分辨力与清晰度,需使用高频探头;而降低软组织对超声的衰减,探头制成小型化直接插入受检腔内。因腔道的形态、深度与曲度不一。故腔内超声探头具多种形式。术中超声、血管内超声、超声腹腔镜、超声纤维胃镜等均属广义腔内超声。

腔内超声探头频率一般在 $7.0 \sim 20\mathrm{MHz}$ 以上。最高频率的血管内超声探头达 $80\mathrm{MHz}$。

（二）分类

通用腔内超声只有超声成像一种功能者。又可分为:单晶片机械式单平面成像。单晶片机械式多平面成像。多晶片电子扫描单平面成像。多晶片电子扫描多平面成像（180°旋转晶片）。多晶片电子扫描双平面成像等。

复式腔内超声兼具光学及声像图功能者,又可分为:超声纤维胃十二指肠镜,超声纤维结肠镜,超声腹腔镜,超声膀胱镜等。

术中超声水密式,可消毒高频术中探头。探头外形应扁、薄,备穿刺孔槽者更妥。

（三）分析原则

与常规二维超声成像的分析原则相同。在综合式腔内超声系统中,尚需与光学纤维镜提供的诊断信息联合判断;在超声彩色多普勒腔内超声系统中,参照彩色血流成像与频谱多普勒超声的分析原则综合分析。

（四）应用范围

食管内超声:食管、纵隔、心脏疾病。

直肠内超声:直肠、前列腺、部分盆腔、盆壁肌肉（可引导前列腺癌镭针插入）。

阴道内超声:阴道、宫颈、子宫、卵巢及输卵管、膀胱、盆腔、直肠。

超声腹腔镜:根据所插入的部位而定。通常可用于检查肝表面、胆囊、肝外段胆道、胃、十二指肠、胰及腹膜后淋巴结等。

超声纤维:胃十二指肠镜、超声纤维结肠镜见有关内容。

血管内超声:检查冠状动脉粥样硬化（一般同时具有治疗装置）,检查有关周围血管疾病;非血管内应用则有:食管、胃、尿道、膀胱、输尿管、肾盂、宫腔内等应用。

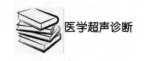

第二章 颅脑、小器官疾病的超声诊断

第一节 颅脑

一、大脑的解剖

大脑皮质为中枢神经系统的最高级中枢,各皮质的功能复杂,不仅与躯体的各种感觉和运动有关,也与语言、文字等密切相关。根据大脑皮质的细胞成分、排列、构筑等特点,将皮质分为若干区。

现在按 Brodmann 提出的机能区定位简述如下:

1. 皮质运动区

位于中央前回(4 区),是支配对侧躯体随意运动的中枢。它主要接受来自对侧骨骼肌、肌腱和关节的本体感觉冲动,以感受身体的位置、姿势和运动感觉,并发出纤维,即锥体束控制对侧骨骼肌的随意运动。返回皮质运动前区:位于中央前回之前(6区),为锥体外系皮质区。它发出纤维至丘脑、基底神经节、红核、黑质等。与联合运动和姿势动作协调有关,也具有自主神经皮质中枢的部分功能。

2. 皮质眼球运动区

位于额叶的 8 枢和枕叶 19 区,为眼球运动同向凝视中枢,管理两眼球同时向对侧注视。皮质一般感觉区:位于中央后回(1、2、3 区),接受身体对侧的痛、温、触和本体感觉冲动,并形成相应的感觉。顶上小叶(5、7)为精细触觉和实体觉的皮质区。

3. 额叶联合区

为额叶前部的 9、10、11 区,与智力和精神活动有密切关系。

4. 视觉皮质区

在枕叶的距状裂上、下唇与楔叶、舌回的相邻区(17 区)。每一侧的上述区域皮质都接受来自两眼对侧视野的视觉冲动,并形成视觉。

5.听觉皮区

位于颞横回中部(41、42 区),又称 Heschl 氏回。每侧皮质均按来自双耳的听觉冲动产生听觉。

6.嗅觉皮质区

位于嗅区、钩回和海马回的前部(25、28、34)和 35 区的大部分。每侧皮质均接受双侧嗅神经传入的冲动。

7.内脏皮质区

该区定位不太集中,主要分布在扣带回前部、颞叶前部、眶回后部、岛叶、海马及海马沟回等区域。

8.语言运用中枢

人类的语言及使用工具等特殊活动在一侧皮层上也有较集中的代表区(优势半球),也称为语言运用中枢。它们分别是:①运动语言中枢:位于额下回后部(44、45区,又称 Broca 区)。②听觉语言中枢:位于颞上回 42、22 区皮质,该区具有能够听到声音并将声音理解成语言的一系列过程的功能。③视觉语言中枢:位于顶下小叶的角回,即 39 区。该区具有理解看到的符号和文字意义的功能。④运用中枢:位于顶下小叶的缘上回,即 40 区。此区主管精细的协调功能。⑤书写中枢:位于额中回后部 8、6区,即中央前回手区的前方。返回大脑半球深部结构

9.基底神经节

基底神经节是大脑皮质下的一组神经细胞核团,它包括纹状体、杏仁核和屏状核(带状核)。

纹状体又包括尾状核、豆状核两部分。纹状体是丘脑锥体外系重经结构之一,是运动整合中枢的一部分。它主要接受大脑皮质、丘脑、丘脑底核和黑质的传入冲动,并与红核、网状结构等形成广泛的联系,以维持肌张力和肌肉活动的协调。

10.内囊

内囊位于豆状核、尾状核和丘脑之间,是大脑皮层与下级中枢之间联系的重要神经束的必经之路,形似宽厚的白质纤维带。内囊可分三部,额部称前肢,枕部称后肢,两部的汇合区为膝部。

大脑又称端脑,脊椎动物脑的高级神经系统的主要部分,由左右两半球组成,在人类为脑的最大部分,是控制运动、产生感觉及实现高级脑功能的高级神经中枢。脊椎动物的端脑在胚胎时是神经管头端薄壁的膨起部分,以后发展成大脑两半球,主要包括大脑皮层和基底核两部。大脑皮层是被覆在端脑表面的灰质、主要由神经元的胞体

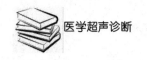
构成。皮层的深部由神经纤维形成的髓质或白质构成。髓质中又有灰质团块即基底核,纹状体是其中的主要部分。广义的大脑指小脑幕以上的全部脑结构,即端脑、间脑和部分中脑(见中枢神经系统)。

(一)大脑构造

大脑主要包括左、右大脑半球,是中枢神经系统的最高级部分。人类的大脑是在长期进化过程中发展起来的思维和意识的器官。大脑半球的外形和分叶左、右大脑半球由胼胝体相连。半球内的腔隙称为侧脑室,它们借室间孔与第三脑室相通。每个半球有三个面,即膨隆的背外侧面,垂直的内侧面和凹凸不平的底面。背外侧面与内侧面以上缘为界,背外侧面与底面以下缘为界。半球表面凹凸不平,布满深浅不同的沟和裂,沟裂之间的隆起称为脑回。背外侧面的主要沟裂有:中央沟从上缘近中点斜向前下方;大脑外侧裂起自半球底面,转至外侧面由前下方斜向后上方。在半球的内侧面有顶枕裂从后上方斜向前下方;距状裂由后部向前连顶枕裂,向后达枕极附近。这些沟裂将大脑半球分为五个叶:即中央沟以前、外侧裂以上的额叶;外侧裂以下的颞叶;顶枕裂后方的枕叶以及外侧裂上方、中央沟与顶枕裂之间的顶叶;以及深藏在外侧裂里的脑岛。另外,以中央沟为界,在中央沟与中央前沟之间为中央前回;中央沟与中央后沟之间为中央后回。

(二)大脑半球的内部结构

1. 灰质

覆盖在大脑半球表面的一层灰质称为大脑皮层,是神经元胞体集中的地方。这些神经元在皮层中的分布具有严格的层次,大脑半球内侧面的古皮层分化较简单,一般只有三层:①分子层;②锥体细胞层;③多形细胞层。在大脑半球外侧面的新皮层则分化程度较高,共有六层:①分子层(又称带状层);②外颗粒层;③外锥体细胞层;④内颗粒层;⑤内锥体细胞层(又称节细胞层);⑥多形细胞层。

2. 白质

皮层的深面为白质,白质内还有灰质核,这些核靠近脑底,称为基底核(或称基底神经节)。基底核中主要为纹状体。纹状体由尾状核和豆状核组成。尾状核前端粗、尾端细,弯曲并环绕丘脑;豆状核位于尾状核与丘脑的外侧,又分为苍白球与壳核。尾状核与壳核在种系发生(即动物进化)上出现较迟,称为新纹状体,而苍白球在种系发生上出现较早,称为旧纹状体。纹状体的主要功能是使肌肉的运动协调,维持躯体一定的姿势。

（三）左脑

布罗卡分脑区实验：在认知自己的大脑左右半球之间的功能性差异这个看似简单的问题上，花了整整 200 年的时间。而在 19 世纪前，对左右脑之间的差异几乎一无所知。人类对这一自身的认识经历了漫长而痛苦的过程。1816 年，法国医生布罗卡偶然碰到一位失语症病人，原来他能讲话，患病后却不能用语言表达自己的思想。但检查表明，他的听觉器官和发音器官却完好无损。当患者的尸体被解剖时，布罗卡发现，患者左额叶组织有严重病变，他为此写出了轰动科学界的论文——《人是用左脑说话》。对失语症的研究使人类终于认识到了左脑和右脑，这就是著名的布罗卡分脑区实验。

左右脑分工的观念确立：真正确立左右脑分工的新观念，开始于 20 世纪 50 年代。在此我们不能不提及一个人，他就是美国加利福尼亚技术研究院的教授、著名生物学家斯佩里。他和他的学生开始在动物身上进行裂脑实验研究，并发现当切断猫（随后是猴子）的左右脑之间的全部联系时，这些动物仍然生活得很正常。更令人兴奋的是，他们可以训练两个脑半球以相反的方式去完成同一项任务。后来他们又对裂脑人进行了实验研究，即对严重癫痫病人切断两半球之间的神经联系，使其成为相对独立的半脑半球。结果发现，各自独立的半球有其自己的意识流，在同一个头脑中两种独立意识平行存在，它们有各自的感觉、知觉、认知、学习以及记忆等。也就是说，左脑同样具有右脑的功能，右脑也同样具有左脑的功能，只是各有分工和侧重点而已。

如果进行形象一点的描绘，左脑就像个雄辩家，善于语言和逻辑分析；又像一个科学家，长于抽象思维和复杂计算，但刻板，缺少幽默和丰富的情感。右脑就像个艺术家，长于非语言的形象思维和直觉，对音乐、美术、舞蹈等艺术活动有超常的感悟力，空间想象力极强。不善言辞，但充满激情与创造力，感情丰富、幽默、有人情味。

左右脑两部分由 3 亿个活性神经细胞组成的胼胝体联结成一个整体，不断平稳着外界输入的信息，并将抽象的、整体的图像与具体的逻辑信息连接起来。

关于左右脑的另一种说法完全可以看成是对斯佩里脑科学成果的补充，即认为左脑储存的信息一般是我们出生后所获得的，在左脑反复得到强化的信息最终转存在了我们的右脑，而右脑继承了我们祖先的遗传因子，是祖先智慧的代言人。

（四）右脑

人脑中有 2000 亿个脑细胞、可储存 1000 亿条讯息，思想每小时游走三百多里、拥有超过 1 百兆的交错线路、平均每 24 小时产生 4000 种思想，是世界上最精密、最灵敏

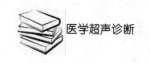

的器官。研究发现，脑中蕴藏无数待开发的资源，而一般人对脑力的运用不到5%，剩余待开发的部分是脑力与潜能表现优劣与否的关键。

人的脑部构造分为大脑、小脑与脑干。大脑由大脑皮质（大脑新皮质）、大脑边缘叶（旧皮质）、脑干、脑梁所构成。大脑皮质从位置上可分为额叶、聂叶及枕叶三部分。

此外，脑又分为左、右两半部，右半球就是"右脑"，左半球就是"左脑"。而左右脑平分了脑部的所有构造。左脑与右脑形状相同，功能却大不一样。左脑司语言，也就是用语言来处理讯息，把进入脑内看到、听到、触到、嗅到及品尝到（左脑五感）的讯息转换成语言来传达，相当费时。左脑主要控制着知识、判断、思考等，和显意识有密切的关系。

右脑的五感包藏在右脑底部，可称为"本能的五感"，控制着自律神经与宇宙波动共振等，和潜意识有关。右脑是将收到的讯息以图像处理，瞬间即可处理完毕，因此能够把大量的资讯一并处理（心算、速读等即为右脑处理资讯的表现方式）。一般人右脑的五感都受到左脑理性的控制与压抑，因此很难发挥即有的潜在本能。然而懂得活用右脑的人，听音就可以辨色，或者浮现图像、闻到味道等。心理学家称这种情形为"共感"这就是右脑的潜能。

如果让右脑大量记忆，右脑会对这些讯息自动加工处理，并衍生出创造性的讯息。也就是说，右脑具有自主性，能够发挥独自的想象力、思考，把创意图像化，同时具有作为一个故事述说者的卓越功能。如果是左脑的话，无论是你如何的绞尽脑汁，都有它的极限。但是右脑的记忆力只要和思考力一结合，就能够和不靠语言的前语言性纯粹思考、图像思考联结，而独创性的构想就会神奇般的被引发出来。

二、新生儿颅脑超声诊断

随着实时超声诊断仪器分辨率的不断提高，超声诊断广泛应用于临床各个领域。颅脑超声由于具有操作简便、重复性好、无创以及可在床边开展等优点，近年来已广泛应用于新生儿，尤其是重症监护病房的高危新生儿脑损伤的检测与随访。

颅脑由头皮、颅骨、脑膜、大脑、小脑、脑干等构成。颅骨包括颅顶骨和颅底骨，颅顶骨由额骨、顶骨和枕骨等组成。18个月以内的婴幼儿颅顶骨以膜连接形成颅囟，包括前囟、后囟、蝶囟和乳突囟。前囟在生后12~18个月时闭合，后囟在生后2个月左右关闭。由于前囟较大，常为超声检查的主要窗口。

（一）小儿颅脑超声检查方法

1. 仪器和探头

一般的情况下选用实时黑白超声诊断仪即可，尽量选用分辨率较高、图像质量较清晰的仪器。如果能配备有图像储存功能最好。病情需要时，可选用实时彩色多普勒超声诊断仪，以观察颅内血流情况。探头类型选用扇扫、相控阵或小凸阵探头，探头直径越小、扇扫角度越大，所获取图像的信息量越多；探头的频率 5 ~ 7.5MHz 较为适宜；新生儿或早产儿宜选用频率较高的探头，月龄较大的婴幼儿由于前囟逐渐缩小，声窗随之变小，因此探头频率可适当调低，使其穿透力增加，部分患儿可选用 3 ~ 3.5MHz 的探头进行扫查。

2. 检查方法

经前囟超声检查：前囟是颅脑超声最常用的声窗，通过前囟分别进行冠状或矢状切面的连续扫查，分别获得不同切面、不同方位的颅脑声像图。

经颞囟超声检查：该声窗应用相对较少，主要用于对侧硬膜下积液的观察、侧脑室内径与大脑半球直径的比例以及检测大脑中动脉的血流动力学的情况。

值得注意的是对于危重症患儿的检查应格外小心。由于危重症患儿病情较重，一般均在床旁或温箱内进行检查，先用手抚摩患儿前囟，如果头发过密影响超声穿透，应先将局部头发剃除，涂上耦合剂使探头能很好地与头皮接触，才能得到清晰的图像。如局部皮肤有破损或头皮针位于前囟附近，探头应用 75% 的酒精消毒后才能进行检查，以避免交叉感染。

3. 新生儿正常颅脑声像图表现

大脑组织多表现为均匀一致、弥漫的低回声，见于大脑皮质、丘脑、尾状核、大脑脚等，小脑则表现为较强的均匀回声。脑表面的沟回、裂隙有富于血管和结缔组织的软脑膜覆盖，和脑脊液之间有着较大的声阻差，形成明显的强回声带，故在声像图上呈现出和大脑解剖学一致的清晰结构轮廓。

4. 小儿颅脑超声检查的应用范围

早产儿的常规筛查；新生儿窒息；新生儿缺血缺氧性脑病；颅内出血；颅内感染；颅内占位性病变；脑积水等。

5. 小儿颅脑超声检查观察的主要内容

颅内结构是否清晰；脑中线结构是否有移位；脑组织局部回声是否异常（回声增强、回声减低或混合回声，分布是否均匀，有否占位性病变）；脑室是否有改变；脉络丛形态回声是否有改变；大脑半球间裂及硬膜下腔、蛛网膜下腔是否增宽。

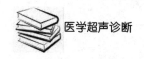

（二）小儿颅脑疾病的超声诊断

1. 新生儿缺氧缺血性脑病

新生儿缺氧缺血性脑病（hypox ischemic enenphalopathy，HIE）是由于围产期窒息缺氧所导致的脑组织的缺氧缺血性损害，并出现一系列脑损伤的临床表现。当缺氧为不完全时，大脑皮质矢状旁区及其下脑白质部分最易受到损害；当缺氧为急性完全性时，则丘脑及脑干部的神经核为主要受累部位。

（1）临床诊断依据

有明确的可导致胎儿宫内缺氧的异常产科病史；出生时有窒息史，尤其是重度窒息；生后12h内出现意识障碍，如过度兴奋激惹、肢体肌张力改变、原始反射异常等；重症病例可出现脑干症状；排出新生儿颅内出血、宫内感染性脑炎和中枢神经系统先天性畸形等。

（2）病理生理改变

主要的病理生理改变为脑水肿、选择性神经元坏死、基地神经节损伤、局灶性或多灶性缺血性脑梗死、脑室周围白质软化、颅内出血及小脑损伤等。

（3）超声声像图改变

1）脑水肿

在足月儿表现为脑实质回声弥漫性或局灶性增强，脑室系统变窄、呈裂隙状或消失；脑实质回声结构不清、沟回变浅或消失；严重的脑动脉搏动减弱。局灶性脑水肿主要表现为侧脑室前角旁、三角区及矢状旁区脑实质为致密回声增强区，有作者将回声增强区的回声强弱与脉络丛的回声来作为对照进行分度，低于脉络丛回声定位轻度，等于脉络丛回声定位中度，高于脉络丛回声定为重度，但笔者认为当合并脉络丛出血时不易使用该方法。值得注意的是，部分正常的新生儿侧脑室也可呈裂隙状，须结合脑实质回声改变来确定是否是由脑水肿所致脑室变窄。

2）脑室周围白质软化

指脑实质周围深部脑白质的缺血性凝固性坏死，并最终导致脑实质容积减少、脑室扩张、髓鞘形成减少、多囊脑软化甚至脑穿通畸形。早产儿较为多见，足月儿HIE时PVL发生率约占10%。

超声表现：双侧侧脑室前角旁、三角区及矢状旁区见团块状不规则分布的强回声区，随着病情进展，部分可见散在分布的细小液暗区，形成小囊样结构。结合病程及声像突地改变，将PVL分为四度：

Ⅰ度：脑室周围强回声改变持续7天或以上。

Ⅱ度:脑室周围强回声改变演变为局限于额顶叶的小囊肿。

Ⅲ度:脑室周围回声改变演变为顶枕部白质的多发小囊肿。

Ⅳ度:脑室周围深部白质的强回声区形成多发性皮质下囊肿。

根据出血的部分分为室管膜下出血、脑室内出血、脑实质出血、小脑出血、硬膜下出血及蛛网膜下腔出血。

(4)颅内出血的超声表现

1)室管膜下出血

室管膜下出血又称为室管膜下生发基质出血。生发基质是一种富含未成熟幼稚毛细血管的、由原始神经元和胶质细胞组成的神经组织,主要位于侧脑室底部的室管膜下,其中最为明显处为尾状核头部,侧脑室前角、颞角、三脑室及四脑室顶部也可见,但是该处的生发基质在胚胎 32 周后逐渐萎缩,到出生时仅在尾状核丘脑沟处有少量残存。因为生发基质对缺氧最敏感,所以该处最易出现出血。

超声表现:一侧或双侧室管膜下区域出现强回声光团,随着出血的吸收,强回声光团回声减低,逐渐液化形成小囊性病变。囊壁相对较厚,回声增强。部分患儿无回声区可完全吸收。

2)脑室内出血

脑室内出部分可由于室管膜下出血穿破脑室壁进入脑室内或由脉络丛出血直接引起。因此,脑室内出血可伴有或不伴有室管膜下出血。同时也可伴有或不伴有脑室扩张。

超声表现:一侧或双侧侧脑室内可见强回声光团,强回声光团可位于脉络丛内或表现为脉络丛增宽,范围扩大,向上可延伸到侧脑室前角内,回声增强,边缘不规整,主要见于脉络丛出血;位于脉络丛旁的脑室内,强回声光团高于脉络丛回声,形态不规则与脉络丛分界较清;两者均可强回声光团回声逐渐减低、液化、吸收。伴有或不伴有一侧或双脑室扩张。随着病情的进展,强回声光团回声逐渐减低、液化、吸收。

3)脑实质出血

脑实质出血临床上相对较少见,是新生儿颅内出血最严重的一种,其中以早产儿多见。出血的主要原因可因室管膜下出血和脑室内出血破入邻近脑实质所致,也可因缺氧、产伤及出血性疾病而引起。最多见的部位额叶、顶叶和枕叶。

临床表现:主要与出血的部位有关,根据出血的部位可出现相应的临床表现。脑实质出血常常预后较差,死亡率较高。

超声表现:脑实质内出现局灶性团块状强回声或混合回声区,形态不规则,边界清

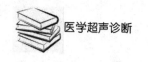

晰,常为当个病灶,部分病例有多个病灶,病灶范围较大的可引起脑中线偏移,1~2周后强回声中心回声减低,逐渐液化;3~4周强回声光团逐渐缩小,开始吸收,最后形成囊肿,囊壁界线清晰,部分病例与侧脑室相通形成穿通性脑囊肿。

（三）颅内感染

较早期或症状较轻时,颅脑超声改变不明显,较为严重时声像图表现为:脑膜回声增强,脑膜增厚,失去原有的纤细、光滑形态,脑沟变平、变浅、回声明显增强,正常显示为纤细光滑的室管膜回声可不显示或增厚,粗糙、模糊并回声增强,脑组织呈不同程度弥漫性回声增强。

脑脓肿前期呈内部不均匀周边不规则回声增强的"肿块"效应,成熟脓肿呈现圆形光环,其中无回声区,加大增益可见到脓腔内云雾状光点,如引起闭塞性动脉内膜炎可导致脑出血,亦可因为局部缺血、缺氧、梗死、坏死液化形成囊腔。

当脑室受累时,可见脑室扩大,脑室内有点状强回声,严重时,脑室内可见均匀细小较强回声光点,形成脑室积脓。

常易合并硬膜下积液,即在颅骨内板与脑表面之间出现新月形无回声区。

（四）脑积水

脑积水分为先天性和获得性脑积水。先天性脑积水多见于第3、4脑室间的导水管峡窄导致的梗阻性脑积水;得性脑积水多由于颅内出血、感染所致。

声像图表现为一侧或双侧脑室扩张。脑室系统内径增大,脑组织挤压变薄,大脑半球间裂增宽,脑萎缩。

（五）脑肿瘤

在婴幼儿较少见,其声像图改变根据肿块性质不同而出现相应的声像图改变,如星形细胞瘤,则表现为圆形、椭圆形或不规则形光团,呈稍强或较强回声光团,边缘模糊不规整,内部回声分布不均匀,常合并坏死、出血而出现大小不等的液暗区;脑膜瘤呈较强或强光团,边缘较清晰,完整,部分有包膜,内部回声分布均匀,偶有强光团及低回声光点。

第二节　眼

一、眼球的解剖

眼球由眼球壁和内容物所组成。眼球壁可分为三层,外层为纤维膜,中层为葡萄膜,内层为视网膜。

纤维膜前 1/6 为角膜,后 5/6 为巩膜,两者移行处为角膜缘。葡萄膜,即色素膜,又称血管膜。具有丰富的血管和色素。分为虹膜、睫状体和脉络膜三部分。

视网膜是由神经外胚层形成的视杯发生而来,分为两层,内层为感光层,外层为色素层。二层之间有潜在性空隙,在病理情况下可分开,而形成视网膜脱离。

眼球内容物包括房水、晶体及玻璃体。房水是透明的液体,由睫状突上皮产生。晶体为富有弹性的透明体,形如双凸透镜,由晶体囊和晶体纤维所组成。玻璃体为透明的胶质体,充满于眼球后 4/5 的空腔内。

眼外肌共有 6 条,司眼球的运动。四条直肌是:上直肌、下直肌、内直肌和外直肌;两条斜肌是:上斜肌和下斜肌。

眼的血供有眼动脉、视网膜中央动脉和睫状后长短动脉,静脉主要有眼上静脉。

二、检查方法

(一)仪器

采用探头频率在 5～10MHz 实时超声诊断仪,如检查角膜或睫状体等浅表结构时,可用 20～60MHz 的超声生物显微镜,检查眼睛血管的血流情况时,应用彩色多普勒血流成像,探头频率为 5～6.5MHz。

(二)检查方法

受检者取仰卧位,两眼自然闭合并直视前方天花板,眼外伤眼球闭合之前的检查,应使用大量的无菌耦合剂,探头放在眼睑上,不能对眼球施加压力。眼外伤由于广泛性的水肿,增益应该加大,以克服眼睑所引起的声波衰减。声束方向与眼轴平行,取纵切、横切、斜切和外侧切(后者可同时配合眼球转动)。扫查原则为先正常眼,后患眼,左右比较、纵横比较。

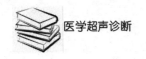

三、眼部的正常超声表现

正常眼球和眼眶的声像图可见到角膜、前房、虹膜、睫状体、晶状体（简称晶体）、玻璃体、前、后巩膜呈较长的光带或光环，而前方和玻璃体为声学透声区，故显示为暗区。

正常晶体位于前房与玻璃体之间，呈不完整的梭形结构，超声检查无论采取何种切面，晶体均只显示部分囊膜，内部为无回声区。

眼眶在扫描平面通过视神经时球后波型表现为 W 型的声学不透声区而呈密集光点。其前面以眼球为界，后面则因声学的空白三角暗区向眶尖变宽而成锯齿形，视神经波型始终如一地形成在球后波形的三角暗区。

眼动脉表现为流向探头的红色血流。眼动脉频谱图的形态为一类似直角三角形的三项波。

视网膜中央动脉与视网膜中央静脉的彩色多普勒非常容易识别，红色的视网膜中央动脉和蓝色的视网膜中央静脉血流彼此直接相邻。视网膜中央动脉的频谱图为正向波，而视网膜中央静脉则为负向波。

睫状后短动脉的流速低于视网膜中央动脉。眼上静脉的彩色血流表现为蓝色，表明血流背离探头。频谱图中显示为低流动的连续波形。

四、常见疾病的超声表现

（一）白内障

晶体囊受损害或晶体蛋白质发生改变，而晶体变混浊，称为白内障。白内障的原因是多方面的，它既有遗传和先天因素、代谢障碍、年老和全身病等内因，又有中毒、外伤或眼病等外来原因。一旦房水成分或晶体囊膜渗透性发生变化或有某种因素影响它的代谢过程，都会引起晶体混浊，形成白内障。

【超声特征】

声像图主要表现为晶状体前后径增大，范围在 4.8 ~ 6.6mm。晶体形态呈椭圆形、圆形或窄带形，晶状体前、后囊回声增强、增厚，皮质区呈条带状相对强回声反射，中心部呈大小不等、形态各异的相对强回声反射光点或光斑。当病变侵犯到晶体囊和核时，晶体可表现为"双同心的圆"征。

（二）晶体脱位

晶体脱位的原因有外伤性和先天性两类，据脱位的位置不同可分全脱位和半脱位。晶体可完全脱位至玻璃体腔内,此时前房变深,虹膜失去支撑而在眼球转动时出现虹膜震颤,如晶体脱位至前房,则不易被察觉,因会阻塞瞳孔,故可致眼压升高,形成青光眼,应及时摘除晶体。眼球挫伤后常会发生晶体半脱位,其特征是瞳孔区尚可见到部分晶体,如不散瞳进行检查,往往因晶体边缘为虹膜所遮盖而被忽略,但仍可见到有不同程度的虹膜震颤。

【超声特征】

晶体异位的超声表现为晶体偏离原位,半脱位时晶体脱位于前房或向一侧脱位,全脱位时晶体完全位于玻璃体内,此时晶体在玻璃体内的形态随声束与晶体的方向不同而改变,可表现为梭形、椭圆形及圆形的回声,边缘回声增强增粗,转动眼球时可见晶状体随玻璃体活动而移动,但在合并玻璃体内机化时,晶状体的活动不明显,此时典型的晶状体脱位常难以显示,容易造成漏诊。

(三)青光眼

具有病理性高眼压或视盘血流灌注不良合并视功能障碍者称青光眼。本病的主要体征高眼压、视盘萎缩及凹陷,视野缺损及视力下降。原发性青光眼是一种常见致盲眼病,其发病率约占全民的1%,40岁以上的发病率约为2.5%。

【超声特征】

青光眼的超声表现在形态学方面的改变可有眼轴延长,视盘凹陷,这与视盘萎缩及凹陷及视力下降有关,其主要改变是在血流动力学方面的变化,其中以视网膜中央动脉的改变最为显著。这种血流动力学的改变除与不同的血管有关外,还与青光眼的类型有关,开角型青光眼的眼部血流呈低流速高阻力型,闭角型青光眼呈流速正常的高阻力型。青光眼的血液典型青光眼的血流频谱形态为第1峰,第2峰融合,波峰圆钝,峰值后移。流速减低,视网膜中央动脉的收缩期峰值流速和舒张末期流速均明显减低,而眼动脉、睫状动脉则常仅EDV减低,这与直接供应视神经血流的视网膜中央动脉最易受到影响有关。

(四)星状玻璃体病和眼胆醇结晶沉着症

星状玻璃体病是一种罕见的退行性病变,发生在60岁左右,常为单眼发病。玻璃体内呈许多星状或雪花状小圆球,分布均匀。眼球转动时小球亦稍移动,然后回复到原位,表明玻璃体并不液化,白色小球是钙质皂化物。病人视力正常,不伴有其他眼部病变不需处理。

眼胆醇结晶沉着症又称闪辉性玻璃体液化,多见于35岁以下的年轻人,玻璃体内

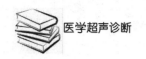

呈金黄色发亮的胆固醇结晶。眼球转动时,结晶飘动度甚大,眼球静止时,随即沉积于玻璃体下部,表明玻璃体高度液化。

【超声特征】

星状玻璃体病的超声表现为可活动的粗的点状回声,这些点状回声的分布像夜空中的星星,均匀地分布在玻璃体内,作后运动试验时,点状回声活动明显有时也可见到玻璃体内的游离光带。如果病变局限在周边部分,则可同时出现玻璃体分离。胆醇结晶沉着症的超声表现与星状玻璃体病的超声表现相类似亦可在玻璃体内见到可活动的点状回声。但胆固醇结晶不是悬着于玻璃内而是在玻璃体内自由漂移,因此与星样玻璃体变性不同的是当眼球活动几秒钟后,胆固醇结晶沉入液状的玻璃体底部,声像图表现为玻璃体中央部的大量点状回声下沉至玻璃体底部。

(五)玻璃体积血

玻璃体积血常导致玻璃体混浊,其原因有两类:①外伤性:包括手术所引起的积血。②非外伤性:多见于视网膜血管病变,如视网膜静脉阻塞、视网膜静脉炎、高血压性视网膜病变、糖尿病性视网膜病变、视网膜裂孔形成等。

【超声特征】

玻璃体积血的超声表现为早期少量出血时玻璃体内见大小不等、强弱不均散在点状回声,它可以是局限性也可以是玻璃体的散漫性分布,后运动均活跃,点状回声的运动性是出血的特征;大片出血或出血进入厚的玻璃体内则表现为形状不规则、点片状或云团样回声,该回声强弱不一、边界不清;陈旧性出血可为散在的小条束状强回声,强回声往往粗细不一,边缘不规则,后运动减弱。

(六)原始玻璃体增生症

原始玻璃体增生症又称永存增生性第一玻璃体,是先天性玻璃体畸形中少见的一种。若胎儿期的玻璃体动脉未能退化或退化不全并有增殖,可致原始玻璃体增生症。本病出现在足月产婴儿,属单眼性,患眼小,眼轴短,前房浅。晶体小,其后有白色纤维组织伴有残留的玻璃体动脉,使瞳孔呈白色反光。瞳孔区散大后可窥见平时看不到的睫状突,被纤维团牵向晶体。

【超声特征】

超声诊断原始玻璃体增生症的直接依据是在晶状体的后缘表面和视神经乳头之间可见 Y 形强回声条带,其形态为底向前,尖向后的三角形。视盘处的夹角一般在 15°～30°之间,条带随眼球转动而略有摆动。未闭型的彩色多普勒显示强回声条带的暗区内充探测到玻璃体动脉的红色血流,血流束呈索样,随心搏而规律地闪现,脉冲多普勒可测得血流速低、阻抗指数低的动脉血流频谱特征。闭塞型:V形条带呈单条光带,条带的中心无暗区贯穿,交叉切扫时断面呈"圆形实心"征,彩色多普勒显示强回声条带内不含血流,也探不到动脉血流频谱。

（七）视网膜脱离

视网膜脱离并非是视网膜与脉络膜之间的分离,而是视网膜的神经上皮层与色素上皮层的分离,两层之间有一潜在间隙,分离后间隙内所潴留的含蛋白质丰富的液体称为视网膜下液。临床上可分为是原发性网脱和继法性网脱,后者通常因损伤或肿瘤所致。

【超声特征】

视网膜脱离的声像图表现是在玻璃体暗区内、后壁前方出现不规则的连续性带状回声,呈中等亮度,光带的一端与球壁视盘相连,另一端或两端黏附着锯齿缘。部分性视网膜脱离者光带凹面向眼球中心,转动眼球时光带飘浮隆起度不一致。完全性视网膜脱离者,光带常呈"V"形的特征性改变,颌面水平扫查时,脱离的视网膜呈圆形或卵圆形改变。光带后端连于视神经乳头,两前端连于锯齿缘。

（八）视网膜囊肿

视网膜囊肿是一罕见病例,主要特点是囊肿发生在视网膜上。其病理为视网膜外丛状层有一囊肿,称为Blessing-Iwanoff腔的小囊泡,使视网膜的内核层与外核层之间劈裂而形成囊腔,即视网膜的层间分离。临床常因视力减低,视物模糊而就诊。

【超声特征】

视网膜囊肿声像图的典型表现为在玻璃体内可见一圆形囊样回声光带,后运动不明显,如合并视网膜脱离则可见一条状光带,光带两端与球壁相连,中央部一囊泡状隆起,近椭圆形,似两条绳系一圆铃状,圆中为液性暗区,环状回声光带较两侧稍细,光带与球壁间呈液性暗区。视网膜囊肿应与玻璃体囊肿、玻璃体猪囊尾蚴、视网膜脱离仔细鉴别。

（九）视网膜母细胞瘤

视网膜母细胞瘤是以视网膜内颗粒层,偶或节细胞层和外颗粒层为起源的胚胎性恶性肿瘤,绝大多数见于3岁以下儿童,偶也见于成人,是儿童最多见的恶性肿瘤。

临床症状随肿瘤发展时期而不同,虽然习惯上将肿瘤发展分为眼内生长期、青光眼期、眼外蔓延期和转移期四个阶段,但并不完全按此病程发展。

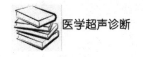

【超声特征】

视网膜母细胞瘤的声像图表现为在玻璃体内可见呈不规则、类圆形、半圆形或月牙形等形态的实质性肿块。肿块大小视病和而定,晚期整个玻璃体可被肿块填满。肿块的内部回声表现为强弱不等的中等偏强回声,其间可见散在钙化点、钙化斑回声,部分可伴声影,肿瘤内出现钙化斑回声是超声诊断视网膜母细胞瘤的主要声学特征之一。视网膜母细胞瘤常伴视网膜剥离。

CDFI 可显示视网膜母细胞瘤由视网膜中央动脉供血,可见视网膜中央动脉直接进入肿瘤呈分支状分布,彩色信号为朝向探头流动的红色血流。频谱 Doppler 图表现为高收缩期流速,低舒张末期流速,阻力指数较高。

(十)脉络膜剥离

脉络膜脱离是由于周边部脉络膜毛细血管的渗漏,液体积聚在睫状体和脉络膜上腔而引起的睫状体脉络膜与巩膜之间出现脱离。色素膜除了在巩膜突后极部和涡状静脉处外,和巩膜仅疏松相连,故容易发生脱离。

患者多无自觉症状,有时出现视野和屈光的改变,当脱离波及黄斑部时即发生视力减退和视物变形。

【超声特征】

脉络膜脱离的声像图呈弧形光带凸向玻璃体,内部呈无回声区。它位于睫状体与涡静脉之间,即锯齿缘与赤道部之间,其边缘不会到达视神经乳头及虹膜。因此其分布范围除了乳头、后极部以外均可发生。脉络膜脱离可以局限某个象限或几个象限,如果各方向均有脱离,光带呈环形,如脱离较高时可向后扩展超过赤道部,向前扩展到达晶体膜。后运动阴性。在图像上周边部睫状体脉络膜脱离与视网膜脱离及网膜水肿相似,因此需加以鉴别,前者光带反射强度弱,一般仪器灵敏度有时较难能显示。后者反射强度强,一般灵敏度能显示。分布部位前者在周边部、睫状体脉络膜位置,后者在后极部及赤道部之后。单个脉络膜高度脱离与单个球形网膜脱离图像相似,均为半球形光带,其鉴别除了上述所提及的反射强度差异之外,还根据两者部位不同相区别。用 CDFI 检查时在脱离的脉络膜内可见血流信号。

第三节 涎腺

一、涎腺的超声解剖

（一）腮腺

腮腺可分为浅叶、峡部和深叶。浅叶表面覆以腮腺鞘浅层，其深面由前向后接咬肌后部浅面、腮腺峡和胸锁乳突肌前面的浅面。峡部前邻下颌支后缘，后为胸锁乳突肌前缘，浅面连腮腺浅部，深面与腮腺深部相接。

腮腺内有颈外动脉及其终支颞浅动脉和颌内动脉、面后静脉及其属支颞浅静脉及颌内静脉等穿行。

腮腺区的淋巴结有三组：一组是浅表的筋膜上淋巴结，另一组是腮腺内淋巴结，位于腮腺筋膜深面的腮腺组织内，紧邻腮腺筋膜。第三组是深层腺内淋巴结，位于峡部、深叶或面后静脉附近。

腮腺导管：腮腺导管长约 5~6cm，管腔直径约 2mm，从腮腺浅叶前缘穿出后约在颧弓下 1 厘米的水平向前行进，然后穿过颊肌开口于右上第二磨牙所对的颊部。

（二）颌下腺

颌下腺大小约 2.0cm×3.4cm，呈三角形或类圆形。颌下腺位于颌下三角内，二腹肌前、后腹之间。颌下腺分为深、浅两部分，腺体的大部分属浅份，位于下颌舌骨肌的浅面（近皮肤侧），深份绕过下颌舌骨肌后缘并在下颌舌骨肌与舌骨舌肌之间进入舌下间隙与舌下腺相接。整个腺体被颈深筋膜浅层包绕，浅层筋膜较致密，深层筋膜疏松。

颌下腺导管长约 5cm，直径约 3~4mm。起于浅份的数支循深份绕过下颌舌骨肌后缘在舌骨舌肌浅面、下颌舌骨肌及舌骨舌肌之间向前走行并开口于口底的舌下肉阜。

（三）舌下腺

呈枣核状，位于颌下腺和下颌舌骨肌的深面，与颌下腺的后极相连。

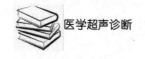

二、检查方法

(一)仪器

B型实时灰阶超声仪的探头频率以7.5MHz或10MHz为宜。

(二)检查方法

病人取仰卧位，颈后垫枕，头转向健侧使颈伸展，以便被测部皮肤充分暴露。对病变部位作纵横切面的十字交叉法予以定位。

三、正常涎腺的声像图

(一)腮腺

腮腺呈规则、均匀的低回声的实质性结构，大小约5×3.5cm，外形体表投影如倒立的锥体形，尖向下，底朝上，境界通常部清晰。纵切时，在耳前的前叶内可见一贯穿腮腺的无回声带，为下颌后静脉，在其深部常可见穿过腮腺的颈外动脉及其分支。

(二)颌下腺

正常的颌下腺呈三角形，约3.4cm×2.0cm，位于颌下三角区内。内部见分布均匀的细小光点，回声强度与腮腺相近或较低，边界清晰完整，无明显被膜，导管不扩张时则不易显示。

(三)舌下腺

呈枣核状，大小约1.7cm×0.6cm，内部回声与颌下腺相似，因舌下腺比较小，境界也不甚清晰。

四、常见疾病的超声表现

(一)混合瘤

又称多形性腺瘤，是涎腺肿瘤中最常见的一种，占全部涎腺良性肿瘤90%，85%发生在腮腺内。肿瘤由肌上皮细胞、软骨样组织和黏液样物质组成故名，肿瘤大小不一，从蚕豆样到儿头样大小。除因肿瘤过大影响咀嚼或吞咽及呼吸外多无自觉症状。

【超声特征】

肿瘤的声像图表现为腮腺内见圆形、椭圆形或分叶形低回声肿块，内部回声均匀-欠均匀，如黏液成分较多也可见液性暗区，液性暗区呈散在分布为多，晚期可有钙化光点出现，包膜反射光带呈间断型即不完整为主，也可缺如，以呈逐渐移行变化为其特点，后方回声稍增强。

CDFI 大部分见中等量血流信号,频谱多普勒的收缩期峰值速度一般 <50cm/s,阻力指数为 0.61~1.0。

（二）腺淋巴瘤

又称淋巴乳头状囊腺瘤或 Warthin 氏瘤,几乎全发生在腮腺,其中 90% 位于浅叶或下极,男性好发,男:女之比为 5:1,多见于中年男性。一般生长缓慢,通常直径 <3cm。质软可活动。

【超声特征】

声像图表现为于腮腺下极见一圆形或卵圆形的肿块,周界清晰,包膜光带薄而大多完整,内部因充盈稠厚黏液大部回声极低,回声强度低于混合瘤,其间可被强回声带分割成"网格状",大部分后方增强。

CDFI 的表现的血流极为丰富,多为内部分支状血流型。多普勒的频谱呈高速低阻型,阻力指数 0.55~0.88,收缩期峰值速度多低于 60cm/s。

（三）黏液表皮样癌

是最常见的涎腺恶性肿瘤,占 28.8%,31~50 岁多发,女性稍多于男性,最常见于腮腺。根据癌细胞分化程度及生物学行为,可分为高分化型和低分化型二型。

【超声特征】

声像图表现为低度恶性的黏液表皮样癌与混合瘤相似,高度恶性的在涎腺内见实质或混合性肿块,当向周围浸润时,其边缘可不规则,境界不清,实质部分呈低回声,内部光点分布不均匀,有时可见均质、致密较强的回声光团。

CDFI 的血流的分布形式以内部分支型和散在型为主。多普勒频谱形态多呈高速高阻型,阻力指数 0.55~0.10,44% 的 PSV 大于 35cm/s,超过 60cm/s,则对诊断黏液表皮样癌极有参考价值。

（四）涎腺囊肿

包括黏液腺囊肿、舌下腺囊肿和腮腺囊肿。多因涎腺的导管因炎症或结石阻塞使腺体分泌物滞留所致,其病因多系损伤,有时多次反复损伤,可形成疤痕而阻塞排泄管,以舌下腺及腮腺为多。舌下腺囊肿如位于下颌舌骨肌口腔侧称为舌下腺囊肿口内型,如位于皮肤侧称为口外型。

【超声特征】

声像图表现为病变区呈圆形或椭圆形的液性暗区,后部回声增强,有明显的包膜回声,伴感染则可见漂浮光点,伴结石则可见有声影的强光团。舌下腺囊肿形态多不

规则。

(五) 良性淋巴上皮病

多见于中年女性。涎腺腺体被淋巴细胞浸润破坏或替代,病初多从腮腺开始,无痛性肿大,病变呈进行性发展,后期可累及颌下腺或泪腺,造成眼干、口干,临床上又称米古力兹病,如合并结缔组织病、风湿性关节炎者称舍格林氏综合征,即口、眼干燥综合征。

【超声特征】

声像图表现结节型和弥漫型之分,前者与腺淋巴瘤相似,后者在双侧腺体内见弥漫性的直径为 2~5mm 的多个低回声区,呈筛状表现,为良性淋巴上皮病中期的典型表现。

弥漫型良性淋巴上皮病的 CDFI 表现为在整个的腺体内出现随机分布的点状血流信号,在光点最不均匀和囊性结构最多处,血流信号最丰富。结节型的良性淋巴上皮病,其血流分布形式呈内部分支型,血流较为丰富。频谱多普勒表现为结节型良性淋巴上皮病的频谱形态呈高速低阻型,PI < 0.6。

(六) 涎腺炎

涎腺炎有急性和慢性之分,前者常由细菌感染引起,后者可从急性拖延所致,也可因梗阻继发感染引起。其中以颌下腺炎中最多见,与其特定的解剖及生理因素有关,因颌下腺导管行进路线较长,行走方向自下而上,颌下腺本身分泌的唾液又含有较多的黏液成分,故易导致逆行感染。

【超声特征】

急性声像图通常表现腺体弥漫性肿大,内部回声低而不均匀,可呈混合性图像,因其为炎症浸润,故无占位性病灶,发生脓肿时,局部可见液性暗区,形态不规则,有时内可见等回声碎屑。慢性分为导管型及腺体型,导管型见腺体导管及分枝导管扩张,有时呈节段性,而腺体型则整个腺体可均匀增大,与周围组织分界不清,腺体回声分布不均匀,腺内有散在分布的低回声区,内部回声也可弥漫增强,常见有彗星征的光点,为微气泡所致,多伴有导管结石,有时可见导管的管状回声,后壁清晰无衰减,化脓性则呈混合性图像。

CDFI 表现为整个的腺体内出现随机分布的点状血流信号,与弥漫型良性淋巴上皮病极为相似。

第四节　甲状腺

一、甲状腺解剖

甲状腺呈"H"状或蝶形,位于颈前下方,气管的前方,喉的两侧,平第5、6、7颈椎,可分为左、右两叶和连接两叶的峡部。甲状腺的大小、形态和位置高低变化较多。

甲状腺的浅面(外侧面)形凸,遮以皮肤、皮下组织、颈盘膜、舌骨下肌群(胸骨舌骨肌、胸骨甲状肌、甲状舌骨肌、肩胛舌骨肌)以及胸锁乳突肌,气管前筋膜等。

甲状腺的供血有甲状腺上动脉、甲状腺下动脉,约10%的人有甲状腺最下动脉。静脉引流为:①甲状腺侧叶上部的血液经甲状腺上静脉流入颈内静脉;②侧叶前部和中部的血液,经甲状腺中静脉流入颈内静脉;③侧叶下部的血液则经甲状腺下静脉流入无名静脉。

二、仪器、探测方法

通常采用多用途超声仪,探头频率以7.5MHz以上为宜。一般取仰卧位,颈部垫以枕使头略后仰。先作全面探测,然后重点检查。

三、正常甲状腺的超声表现

甲状腺超声横切时呈蝶形或马蹄形,境界清晰,边缘规则,包膜完整,两侧叶基本上对称,由位于中央的峡部相连。甲状腺一般均呈中等回声(略低于正常肝脏回声),分布均匀,细弱密集的光点。纵切扫描时,甲状腺呈前(头端)尖后(尾端)钝的实质均质的甲状腺侧叶。通常以气管声影和颈总动脉、颈内静脉作为甲状腺内、外侧标记。

通常侧叶前后径、左右径均为2cm,上下径为4~5cm;峡部前后径<0.5cm。甲状腺左、右、上、下动脉直径<2mm,收缩期峰值速度为22~33cm/s,平均速度为12~22cm/s,阻力指数(RI)为0.55~0.66。

四、常见疾病的超声表现

(一)甲状腺功能亢进

指甲状腺肿大,伴有分泌过多的状态。大多数为甲状腺弥漫性增生,通称原发性甲亢、毒性弥漫性甲状腺肿,因半数有眼球突出,故又称突眼性甲状腺肿。毒性甲状腺

腺瘤所致,又称继发性甲亢、毒性结节性甲状腺肿,后者在腺瘤摘除后即可治愈而前者即使作甲状腺次全切除也难完全治愈。临床见有甲状腺肿大,心动过速,神经过敏,体重减轻等症状。男:女=1:5,好发于20~40岁;T3、T4降低。

【超声特征】

声像图可见整个甲状腺普遍肿大,两叶对称性均匀性增大,边缘多规则,内部回声为密集细小光点,低~中等强度,光点分布均匀或不均匀,一般无结节严重的可压迫颈动脉鞘,使血管移位。腺内血管增多和血流加速征象。

突眼时超声可见球后缘中点至眶尖的球尖距、球后软组织周径以及球后软组织面积增大,多个眼外肌肥大,视神经水肿、增宽。

(二)单纯性甲状腺肿

又称胶样甲状腺肿(Colloid goiter)。因缺碘代偿性增生或因致甲状腺肿物质等所致的代偿性甲状腺增生,又不伴的功能异常。包括地方性甲状腺肿,散发性甲状腺肿以及高碘性甲状腺肿。

【超声特征】

甲状腺呈不同程度对称性均匀性肿大,常较甲亢增大为明显,甚至3~5至10倍以上,可压迫气管和颈部血管。甲状腺腺体内部回声早期可类似正常,光点增粗,少数含有一至多个散在性边界模糊的低回声细小结节。病变继续可使滤泡内充满胶质而高度扩张,形成多个薄壁的液性暗区:囊肿或胶性变,取代了甲状腺正常组织。此外,组织中常发生液化、血块机化以及钙化等。

CDFI示腺体内可见散在性点状和少许分枝状血流信号,较正常甲状腺血流信号无明显增多。甲状腺上动脉不扩张,PW频谱参数与正常组接近,频带稍增宽,收缩期峰值后为一平缓斜坡,与甲亢的表现有明显的不同。

(三)结节性甲状腺肿

亦称腺瘤样甲状腺肿。多是在地方性甲状腺肿弥漫性甲状腺肿大的基础上反复增生和不均匀的增生性结节,其结节并非真正腺瘤。多个结节形成,可使甲状腺变形,甲状腺更为肿大。

【超声特征】

声图像表现为甲状腺多以不同程度的不规则非对称性增大,实质光点稍增粗,分布欠均匀,其内有多个结节(单发少),部分结节边界欠清晰,回声多为中等偏强回声多为中等偏强回声,亦可低回声,结节不均匀,结节内可见强光斑及液性暗区,结节之间可见纤维组织增生所形成的散在性点线状回声。部分结节退行性变：内部出血、囊性变、纤维组织增生、钙化、坏死则可有不同的相应表现。结节周围无正常甲状腺组织，而腺瘤周围可见正常组织。

CDFI表现为腺体内见分布增多的点状血流信号，可见粗大迂曲的分支状血管，在大小不等的结节间穿行或绕行，在腺瘤样结节周围，血流呈花环包绕结节，并有细小分支伸入结节内。频谱多普勒较复杂，可测到高速湍流频谱、高速低阻抗及高阻抗的动脉频谱，也可测到小静脉频谱。

（四）甲状腺功能减退

原发性甲状腺减退，简称甲减，是因甲状腺合成不足所致。诊断依据：T3、T4降低，促甲状腺素（TSH）增高；并排除下丘脑或垂体病变所致的继发性甲减，除外慢性肝病或肾上腺疾病引起的甲减。

【超声特征】

甲状腺体积明显缩小，边缘不光滑，边界欠清晰或模糊不清；腺体内部结构不均匀，回声明显减低，可见多个小的不规则无回声区，呈网络状改变，系腺组织玻璃样变或弥漫性淋巴细胞浸润所致。

CDFI示血流信号明显减少，有的显示为细小条索状或星点状彩色血流，部分病例无血流显示。频谱检测中多为静脉频谱，而动脉频谱较难检出。

（五）急性甲状腺炎

少见。多为颈部、上呼吸道感染扩展而来，少数为血行感染，以葡萄球菌、链球菌为多见。病情重、发热、基础代谢率增高，吸碘率降低。

【超声特征】

甲状腺肿大，内部见低回声区，有的可形成脓肿而呈无回声区，即急性化脓性甲状腺炎。甲状腺脓肿的声像图特征为厚壁的类圆形无回声，边界不清，其内可见散在的絮状、点状回声，灰阶定量约7dB，较囊肿略高。

（六）亚急性甲状腺炎

又称病毒性甲状腺炎，肉芽肿性甲状腺炎等。多见于20～60岁女性。临床发病初期咽痛，上呼吸道症状，发热，甲状腺中度肿大和疼痛，数周后可自行缓解。实验室检查：白细胞上升，T3、T4增高，吸碘率降低，γ球蛋白增高，血沉加快。

【超声特征】

甲状腺呈对称性普遍性中度增大，轮廓正常，包膜可增厚。内部回声早期呈均质

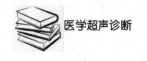

稀疏弱光点,后期趋向于边境不甚清晰的低回声区,有钙化者可见局会性增强光点和声衰减现象。如为单侧局限性肿大,常可形成小结节,应与腺瘤鉴别。

CDFI 表现为甲状腺内异常回声区周边呈有较丰富的血流信号,内部血流信号仅少数较丰富或无血流显示。频谱多普勒在低回声区边缘可及动脉频谱,而内部常无血流信号探及。

（七）桥本氏甲状腺炎

即慢性淋巴（瘤）性甲状腺炎,因自身抗体明显升高,故又称自体免疫性甲状腺炎,是甲状腺炎中最多风的一种。常见于女性（95%）,尤其 40 岁以上者。早期多感颈部压痛不适,甲状腺肿大,质地逐渐变韧、变硬,易误为癌;但其病程较长（1～2 年）,通常无明显结节,甲状腺弥漫性肿大,尤以峡部为明显,不侵犯包膜,血中自身抗体滴定度升高。

【超声特征】

声像图示甲状腺两叶弥漫性轻度肿大,边缘光滑整齐,峡部明显增厚;甲状腺实质光点粗,分布不均,回声低。伴甲减时,其内部回声极低,有增益调不大感。部分可有单个或多个低回声小结节,直径约 0.5～1cm,无包膜,周边包绕强回声,呈"网络"状,有时可囊变,囊性变部分为不规则的无回声。血管扩张不明显。

CDFI 示伴甲亢时,其血流非常丰富,但不伴甲亢时,则腺体实质内血流无明显发迹或仅浅表约 1/3 范围内有血液信号分布。频谱多普勒示血流多为平坦,持续的静脉血流和低阻抗的动脉血流频谱,流速偏低。

（八）甲状腺腺瘤

最为多见,以 20～40 岁女性为多,约占甲状腺肿瘤的 70%～80%,大小可从 0.5～15cm。按组织学类型主要可分为滤泡性腺瘤、乳头状腺瘤和非典型腺瘤三种。临床表现为病程缓慢,可达数月至数年甚至数年之久。多为单发,周围组织无粘连,无自觉症状。

【超声特征】

声像图示甲状腺不大或局限性增大,瘤体呈圆形、椭圆形或扁圆形实质性肿块,边界清楚,包膜光带纤细、较完整。内部呈低回声,增强回声、等回声、囊变或出血时呈混合性－无回声,部分可伴有钙化,腺瘤的钙化通常为块状或弧状（蛋壳样）的粗大钙化;其边缘大多可见晕征,等回声的腺瘤可通过晕征发现之。

乳头状囊腺瘤的囊壁可见乳状或团块形突起,有 10～25% 的腺瘤可癌变,此时内部光点分布不均,分界不明显;有 20% 可发展为自主性甲状腺腺瘤,甚至可引起继发性甲亢。

CDFI 示腺瘤周边的声晕处可见较丰富的动静脉血流信号,呈环状分布,最窄处可见花色高速血流,内部乳头上可见血流分布。频谱多普勒为腺瘤周边可测及动脉的高速血流信号和静脉频谱。腺瘤所在侧的甲状腺上动脉血流最高流速高于健侧。

(九)甲状腺囊肿

在甲状腺肿瘤中占第二位,可分为:

单纯性囊肿:很少见。特点是透声好,内部无回声,后壁和后方回声增强。

囊腺瘤:占多数,由甲状腺腺瘤的囊性蜕变或腺瘤样结节囊变所致,发生率约 27.84% ~ 84%,特点为在腺瘤的声像图基础上部分或大部分囊性变,多数为单个结节的圆形或椭圆形液性暗区,内部可有乳头状或分隔状等回声分布,其周有低回声的环行声晕,边缘光滑,形态规则,后壁线和后方回声可正常或增强。

甲状腺癌囊性变由于变性、坏死、出血所致呈液性或混合性暗区,可占 4% ~ 7%,与良性的鉴别点要注意其囊壁常不光滑,腔不规则,乳头状结节内或间质钙化以及砂粒体形成应怀疑恶性。

出血性囊肿:近来有一颈部增大肿块,有外伤史,可有皮肤变形,声像图可见有边界不规则的多个间隔的囊性肿块位于甲状腺切面内,囊性肿块内有回声分布均匀的细点状回声。

(十)甲状腺癌

可发生在各种年龄,好发于 40 ~ 50 岁,女性较多。甲状腺癌占各种癌的 1 ~ 3%,占甲状腺肿瘤的 4.8 ~ 30%,儿童甲状腺单发结节中癌可达 50%。临床表现:病程短或近期肿物迅速或突然持续增长,持地坚硬,表面凹凸不平,随吞咽移动性差;可伴有声音嘶哑、其他压迫症状或颈淋巴结肿大。甲状腺癌可分为乳头状腺癌、滤泡状腺癌、未分化癌、髓样癌和转移性癌等。

【超声特征】

甲状腺癌的声像图表现为癌肿侧甲状腺增大,形态失常,肿块形态不规则,以单发性为多(亦可伴腺瘤,伴乔本氏甲状腺炎、结节性甲状腺肿即良、恶性共存),多无包膜光带和晕环,但甲状腺癌中的乳头状腺癌也可见清楚的晕环,多数甲状腺癌以实质不均质低回声为主,如内部回声呈均质低回声且边界清晰时应考虑为髓样癌,而底部回声明显减低或消失者则多见于滤泡状腺癌。蟹足浸润是恶性肿瘤向周围组织浸润的

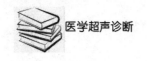

声像特征之一。恶性肿瘤中以粗糙不规则钙化和砂粒状钙化更为常见。晚期可伴有颈部淋巴结肿大和同侧颈内静脉栓塞以及颈动脉、气管受累。

CDFI 肿瘤内部血供丰富,边缘血流信号缺乏,部分肿瘤则边缘有较丰富的血流信号,但内部无血供或少许血流信号。乳状状腺癌在囊性变时,其内部乳状上可见丰富的血流信号。频谱多普勒为癌灶内部可测及高速的血流信号,频谱增宽。

第五节　乳腺

一、乳腺解剖

(一)位置与形态

乳腺位于前胸壁两侧。于成年女性在第二至第六肋骨之间,内侧为胸骨缘,外侧达腋前线或至腋中线,轮廓均匀,呈圆锥形,两侧大小相似。

(二)乳腺叶

乳腺系从大汗腺衍生而来的复管状腺,由腺管、乳腺小叶及腺泡所组成。成人的乳腺有 15~20 个乳管系统,每一个系统组成一个乳腺叶,腺叶之间具丰富脂肪的结缔组织,称为叶间结缔组织。

(三)乳腺血管

1.乳腺动脉

供应乳腺的动脉有胸廓内动脉的穿支、第 3~7 肋间穿支及腋动脉的分支。

2.乳腺静脉

乳腺的静脉分浅深两组,浅组皮下静脉位于浅筋膜浅层。

(四)乳腺的淋巴系

乳腺的淋巴系由皮肤和乳腺小叶间的浅深两层淋巴管网和淋巴管丛所组成。浅层向乳头、乳晕下集中,而后再经毛细淋巴管注入深层淋巴管网。在胸前壁和外侧壁呈扇形分布,集中走向腋窝,并注入腋淋巴结。

二、检查方法

(一)体位

患者仰卧,上举患侧手臂,充分暴露乳腺,有利于检查乳房下方。如肿块位于乳腺的外侧象限可稍向健侧侧卧,而内侧象限的检查则偏向患侧。

（二）探头

一般来讲,薄的乳腺选择13～15MHz的探头。对于腺体较为丰满的乳腺来讲,可选用7.5～10MHz的探头。

（三）扫查方法

超声检查整个乳腺应从腋后线到胸骨旁线,从乳房下方到上象限的周边部分,检查包括乳腺的4个象限（外上、内上、外下、内下）、乳头－乳晕复合区、腋下延伸部这6个部分以及附属的淋巴结。扫查应从乳头向四周作放射性进行,以便更好地显示乳腺管树。纵、横、斜切可以多个切面显示乳腺小叶及肿块的立体结构。

三、乳腺的正常超声表现

皮肤的声像图表现为一层比其下方的脂肪回声稍强的均匀光带,厚薄均匀,约2～3mm,边界光滑整齐。乳头呈边界清楚的外凸圆形结节,其后方有条状无回声区,即"乳头下声影"。

皮下区域包括脂肪和淋巴组织。脂肪组织是乳腺的正常成分,它为于皮下层、乳腺内和乳腺后区域。其回声强度总是低于乳腺实质,呈低回声。淋巴管在正常情况下不易显示,但在某些扩张的情况下可显示为带状的低或无回声结构。

乳腺组织呈三角形,尖端指向乳头,底向胸壁,纤维和腺体为高回声,因此纤维为主的乳腺回声较高,且分布不均匀。位于纤维腺组织内部的脂肪呈圆形或椭圆形的低回声。

乳腺后区域由乳后脂肪、胸肌、肋骨、肋间肌和胸膜反射组成,乳后脂肪表现低回声带,胸肌呈纤维样结构。肋骨短轴切面表现为椭圆形的低回声。肋骨之间可见肋间肌的显像,胸膜线的回声位于最深,随呼吸而移动。

乳内淋巴结的超声呈长型的低回声。内部的淋巴结门呈强回声,最大径常小于1cm,其形态随切面之变化而改变。

四、常见疾病的超声诊断

（一）单纯性增生症

多见于30～50岁妇女,常在经前乳房胀痛、隐刺痛,其程度与月经周期尤以月经来潮前有关。扪诊乳腺组织质地坚韧,有颗粒状、片状、结节状块物感。肿块界限不清。病理为小叶内滤泡及末梢导管增生。

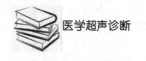

【超声特征】

超声表现为乳腺组织增厚变粗,小叶间纤维组织结构紊乱,轮廓不清,境界模糊,典型时乳腺组织可表现为"斑马"状、管状暗条回声,末梢导管横切则呈小囊状扩张。

（二）囊性小叶增生

即乳腺囊性增生症。多发于中年女性,可有经前乳房胀痛及月经紊乱,扪诊:感有坚韧的腺体小团块,境界较清但不光滑,可有压痛,活动度好。病理为单纯性的发展,导管上皮增生,管腔扩大,形成大小不一的含淡黄色浆液的囊肿,可伴有纤维瘤样结节。

【超声特征】

超声表现为受累乳腺组织可见大小不一的圆形或椭圆形低回声暗区,囊壁大多光整,囊腔透声性佳,偶有分隔光带,如液性混浊或混合性肿块,无回声暗区内可见散在稀疏或致密的点状、絮状及团状实性回声。后壁回声多增强,囊肿之间的组织回声较强,此即"豹斑征"。同时可见多条边界较清晰的暗带,呈"叠瓦状"排列。

（三）腺型小叶增生

由小叶增生的继续发展而来,小叶内管泡及纤维结缔组织的中度或重度增生,小叶增大甚至融合成块,腺管多而密,呈肿瘤状。

【超声特征】

超声表现为腺体增厚,回声强弱不一,内见单个或多个低回声团块,形态可不规则,常呈三角或条带状,内部回声不均或欠均,边界清晰或欠清晰,深层呈排列紊乱的增强的条索状回声,以双乳外、下侧为主。

以上乳腺增生症三型病变的彩色血流显像（CDFI）:腺体内均无异常血流信号。

（四）急性乳腺炎

本病多见于产后哺乳期,尤以初产妇为多。由于细菌（金黄色葡萄球菌）感染梗阻、外伤而引起急性乳腺炎。往往在产后 3 ~ 4 周,常单侧发病,起病急,常伴有高热、寒战,乳腺红肿及疼痛,白细胞增高,炎症多见于乳腺外下象限,形成硬结,并在短期内可形成乳腺脓肿,患侧腋窝淋巴结可肿大。

【超声特征】

声像图的特点是导管扩张,管壁均匀增厚呈低回声。管内亦为低回声,常累及导管周围组织,导致小叶结构破坏。CDFI 可见其边界或中央有星状较丰富的血流信号。

（五）恶性占位性病变

乳癌在妇女恶性肿瘤中最常见。其发病年龄以 45～55 和 60～65 这两年龄段最常见。低分化的乳癌有硬癌、髓样癌、炎性癌和黏液癌（胶样癌），高分化的有腺癌、导管癌、乳头状癌和湿疹样癌（Paget 病）。由于环境及饮食习惯改变等原因近年来发病率有增长趋势。临床表现为乳房内质硬与胸大肌粘连时肿块固定不活动，肿块表面不平整，典型时病变区表面皮肤呈橘皮样改变，乳头内陷。乳腺癌早期即可发生同侧腋下淋巴结、锁骨下淋巴结和胸骨旁淋巴结转移，晚期则可经血循环转移至肝、肺及骨骼。

【超声特征】

乳腺癌有各种超声特点，典型声像图的表现如下：

①肿块多数形态不规则，典型时呈蟹足状，边界不整齐欠清，肿块无清晰包膜可见。

②内部回声以不均匀实质性中、低回声为多，肿块较大时中央发生坏死则可呈混合型回声，少数肿块可呈稍高回声，13%～30% 的肿块内部的微钙化点。

③病灶后壁后方多呈声衰减，出现模糊声影。

④同侧腋窝淋巴结常发生早期转移而肿大，其内部回声分布不均。

⑤CDFI 示肿块中央及周边可见条状或网状血流。

少数乳癌的表现仅是一块声衰减的区域或者没有中心核的边界不清之肿块。但在肿瘤周围可见到乳癌的继发性表现（皮肤、皮下、实质、基质）。当超声检查不能确诊时，尤其的对小的病灶，应作穿刺检查。穿刺可明确某些癌的病理类型，如髓样癌、胶状癌，这些癌与良性病非常相似。

（六）纤维腺瘤

为青年妇女最常见的肿块，它可以发生在任何年龄，但最常见的还是发生在 25～30 岁以前。15% 的患者为双侧多发，常位于外上象限，直径一般为 2～3cm，最大者可大于 6cm，它是上皮和结缔组织增生而引起的，有时为基质的退化，如纤维化、玻璃样变、钙化，病因不明，可能是雌激素水平过高所致。临床上表现为边界清楚、圆或椭圆形、光滑的叶状外形。

【超声特征】

超声的典型表现为形态呈椭圆形，如 >7cm 时，常呈分叶形，86% 的纵横比大于 1.4，内部回声均匀的实性肿块，边界清晰外形规则，边缘非常锐利可伴有轻度的衰减，

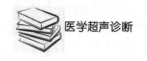

挤压探头肿块可滑行移动,其内部回声根据腺体和纤维成分的不同而异,当以纤维成分较多时则内部回声均质偏强,且通常无血流信号,如腺体成分较多时则内部回声呈低回声其周有低回声环。

(七)乳腺囊肿

常见于35~50岁女性,<25或>60岁者较少,常为双侧多发。可短时间内增大。

【超声特征】

超声表现为圆形或椭圆形的无回声肿块,有包膜回声,边缘光滑,后壁线亮而完整,后壁及后方回声增强,且有侧方声影和蝌蚪尾征,囊肿的形态可因探头或周围病灶的挤压而变形,如具有这些标准,其诊断的准确性为100%。

(八)乳腺脓肿

因急性乳腺炎未及时治疗、控制而形成。可位于浅表或深处,单发或多个,向外溃破或向内破入乳腺与胸大肌之间的疏松组织形成乳房后脓肿。

【超声特征】

脓肿形成时超声表现为乳腺内可见数个或多个大小不一的液性暗区,内有散在性小光点,形态不规则,不整齐,边界欠光整,后壁回声可增强,同侧腋窝可检出肿大的淋巴结的圆形或椭圆形低回声区。CDFI表现为脓肿周边见血流信号,可呈低阻抗型动脉频谱。

(九)副乳

在正常乳腺外沿哺乳动物胚胎期乳腺发生线(由腋前线向内下,通过正常乳头位置直至股三角内侧)上的其他部位的形成的乳腺残余组织,临床上则多见于单或双侧腋窝区以及胸前部。一般较小如黄豆至杏,可仅有腺体或乳头,也可见乳头、乳晕及腺体俱全。妇女在行经期、妊娠、哺乳期,副乳可增大。胀感,甚至有乳汁流出。约0.1%可发生乳癌。

【超声特征】

超声表现为在腋窝区见一形状多为不整的肿块,边缘欠光滑,肿块的前半部呈强回声,后缘不明显,后方声衰减。与外上象限的乳腺延伸部分有一定间距。

第六节　阴囊

一、正常解剖

阴囊位于阴茎根部与会阴之间,由阴囊正中部的阴囊缝分为左右两部。阴囊组织的层次自外向内依次为皮肤、肉膜、提睾筋膜、提睾肌、睾丸精索鞘膜及睾丸固有鞘膜。睾丸固有鞘膜分为壁层和脏层。壁层和脏层之间的腔隙为鞘膜腔,内有少量浆液。

精索由腹股沟环开始经腹股沟管出皮下环,终于睾丸下端,移行与附睾尾,阴囊内这一段长约40mm。输精管是精索内重要结构,其内还有睾丸动脉、蔓状静脉丛、淋巴管、神经丛及鞘韧带等。

睾丸和附睾位于阴囊内,左右各一。睾丸实质表面包有三层膜,自外向内为鞘膜脏层、白膜和血管膜。睾丸白膜由富有弹性的致密结缔组织构成,从各方向包绕睾丸,在睾丸后缘处进入睾丸实质,形成不完全垂直的睾丸纵隔,睾丸纵隔发出许多睾丸小隔,它呈扇形向周围放射伸入睾丸实质,将睾丸实质分隔成大小不等的睾丸小叶。

附睾分头、体、尾三个部分,主要由不规则双附睾管组成。

二、检查技术

(一)检查前准备

检查前,应详细询问病史和直接对睾丸触诊检查,尽可能地得到较多的疾病情况。

(二)仪器

阴囊检查应选用高频二维超声检查仪,但在检查与血流改变有关的阴囊疾病时,诸如:可复性疝和精索静脉曲张等,除了对阴囊的形态学检查之外,还需对其血流动力学改变做出评估,因此最好选用彩色多普勒超声显像仪。

(三)检查方法

病人多取仰卧位,但在遇到可复性疝气和精索静脉曲张患者时,可取站立位。检查时,探头应轻压睾丸,先对双侧睾丸和附睾应作常规的长、短轴扫查,一般先探查无症状侧睾丸,作横切扫描时最好同时显示左、右两侧睾丸,以便对照。

三、阴囊及其内容物的正常超声图像

阴囊壁为厚约3~4mm的光滑回声光带,无血流可探及。鞘膜腔是一个潜在的腔

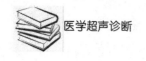

隙,正常人可有少量液体。

正常睾丸是一个卵圆形的低－中等回声,内部光点细密,分布均匀,其内可见睾丸血管所致的无回声带,其外周有一条细狭整齐连续的白膜光环。睾丸后外侧可见一条从白膜光带伸入睾丸实质并与附睾平行的光带,为睾丸纵隔。

附睾分头、体、尾三个部分,很难在一个切面上完整显示。在睾丸后上方的附睾头作纵向扫查时呈三角形或新月形,横切呈圆形。内部回声与睾丸相等或略强于睾丸内部回声,其外周无光环,与睾丸以一暗带相隔,其大小也随年龄的不同而改变。附睾体、附睾尾部不易显示。

睾丸附件和附睾附件通常不易显示,但在鞘膜腔积液时则较易显示,睾丸附件呈蝌蚪形,直径约 1～10mm,悬垂于睾丸上,易发生扭转。附睾附件较睾丸附件略小。

四、阴囊及其内容物的异常超声图像

(一)隐睾症

睾丸未降或隐睾症是男性生殖系统常见的先天性发育不良性疾病。单侧隐睾常与精索发育过短、腹股沟或其腹环过紧、提睾肌发育不良等因素有关。双侧隐睾可能与内分泌因素有关。大多数隐睾位于皮下组织内或腹股沟管内。如长期存在于腹腔内至成年时,部分隐睾可发生恶变。

【超声特征】

隐睾的声像图表现为较正常睾丸稍小的卵圆形实质性结构,形态与正常侧睾丸相似,轮廓清晰,边界光整,内部回声分布与正常睾丸无异,呈均匀分布的细小点状实性低回声结构,但隐睾无正常睾丸的可压缩性及其周围的液性暗区。隐睾的睾丸常萎缩并可钙化。CDFI 表现为隐睾症的睾丸内部的血流信号较少。恶变时,睾丸可明显增大,外形不规则,内部回声不均匀,此时 CDFI 表现为其睾丸内部的血流明显增多。

(二)睾丸囊肿

睾丸的良性囊肿达 10%。睾丸囊肿多位于睾丸后部,有两种情况:①局限于白膜上,在体检时可以触到,一般为 2～4 毫米。②位于睾丸内,其大小为数毫米到数厘米,大多不能触及。囊肿多为双侧性,常伴有附睾囊肿。临床表现如囊肿较大,睾丸可增大,含有多发的小囊肿可压迫正常的睾丸实质。

【超声特征】

典型的睾丸囊肿表现为圆性或椭圆形的无回声区,后方、后壁回声增强,可有侧方声影。囊壁通常为一菲薄而均匀的高回声带,故囊肿境界清晰,尤以囊肿的前后壁更

为清晰。小囊肿的睾丸外形一般无变化,但局限在白膜上的小囊肿或大囊肿,则可突向睾丸表面,使睾丸形态变形,这在多发性囊肿中尤为明显。

（三）附睾囊肿

附睾囊肿又称精液囊肿,好发年龄为 20～40 岁,约 5% 的正常男性有该症,常位于附睾的头部,体部及尾部较少发生,它起源于睾丸网输出小管的上皮细胞,直径通常数毫米至数厘米,可为单一囊腔或分隔多腔,但以单发多见。临床表现多有阴囊坠胀感,无特殊不适。

【超声特征】

典型的声像图表现为附睾头部的类圆形液性暗区,边界光整,无通常囊肿可见的纤维包膜,囊性区多为纯液性无回声区,偶可见内有分隔或呈串珠状,囊肿较大时可占据整个附睾的头部,应与精索鞘膜积液相鉴别,但前者如仔细扫查可见残余的附睾组织,后者常可见囊壁。

（四）睾丸扭转

睾丸扭转亦称精索扭转。因精索自身扭转而致睾丸血液循环障碍,引起睾丸缺血或坏死。主要原因为鞘状突发育异常,其临床表现主要是患儿闹哭,半侧阴囊红肿,阴囊内肿块可比正常睾丸大数倍,不透光,不能触及正常睾丸。治疗一般需要在 4 小时内手术处理,如在 24 小时后手术,睾丸的生存率急剧下降,大约只有 20%。

【超声特征】

急性睾丸扭转的声像图表现可以正常,或出现不同程度的阴囊壁增厚,睾丸和附睾体积轻度增大,内部回声弥漫性减低,精索增粗,睾丸、附睾周围组织出血。如发生坏死则睾丸缩小,内部回声增高。CDFI 表现为扭转的睾丸实质内血流减少或者消失,但缓解后血流增多,对侧正常睾丸显示正常血管分支。睾丸周围血流可正常。急性睾丸扭转被松解后,睾丸可增大,其内部回声仍不均匀,但 CDFI 则表现为睾丸内血流信号较正常侧增多。

（五）鞘膜积液

鞘膜腔内液体过多超过正常量时称鞘膜积液,为阴囊增大的最常见原因。鞘膜积液的病因有先天性和后天性之分,先天性鞘膜积液为腹膜与阴囊之间的积液,大多数在 18 个月内消失。后天性鞘膜积液常为特发性,但也可见于创伤、感染、血管梗死、睾丸及附件扭转和肿瘤。在 60% 的男性新生儿中能见到鞘膜腔积液,属正常现象,一般在出生后的头几个月内消失。临床上常见有精索鞘膜积液、睾丸鞘膜积液、睾丸、精索

鞘膜积液和交通性鞘膜积液四种类型。

【超声特征】

睾丸鞘膜积液的表现为阴囊增大,睾丸的前方及左右两侧可见大小不等的液性暗区,睾丸位于积液暗区的后方。睾丸鞘膜的脏层和壁层之间呈小于90°的锐角相交,此特征也是与精索囊肿相区别的重要依据。如外伤、继发炎症时,鞘膜腔内积气、积血、积脓则液性暗区透声差,内有暗淡的光点或条束状回声。

（六）腹股沟斜疝

腹股沟斜疝是最常见的腹外疝,右侧多于左侧。发病原因为腹壁强度降低和腹内压增高,最常见的疝内容物为小肠,大网膜次之,少见的有阑尾、大肠、膀胱等。阴囊斜疝的基本病象为阴囊肿大。

【超声特征】

阴囊肿大,其内通常显示为肠道的杂乱回声,其间可有气体的强回声团和液体的无回声区,常可见气体和液体随肠蠕动而移动。如疝内容物为网膜时,阴囊内可见团块状高回声。如阴囊内容物为膀胱时,则在睾丸上方有一弧形厚壁的无回声区,该回声区与睾丸以钝角相交,而且随尿液的排出,该无回声区缩小,同时张力减小。阴囊疝的共有特点为其内容物回声缺乏上界,无论是管状的肠道回声还是圆形的膀胱液性暗区均向上延伸至同侧阴茎根部直至腹股沟管。

（七）睾丸损伤

由于阴囊的保护作用及睾丸活动度大,睾丸损伤的发生率低于阴囊损伤,临床表现有恶心呕吐、剧痛、甚至昏厥、休克、阴囊瘀血、肿胀,检查时阴囊触痛明显,可及肿块,睾丸轮廓不清。

【超声特征】

睾丸损伤的声像图表现根据损伤程度的不同,表现各异。通常有五种类型:

挫伤型:患侧睾丸增大,内部回声不均,强弱不等,但包膜完整,形态无异常,睾丸周围仅可见少量液性暗区。

血肿型:患侧睾丸明显增大,但仍显示典型的卵圆形态,其实质回声不均,损伤区周围可由无回声晕围绕,有时可显示完全的液性暗区。睾丸血肿较小并局限于睾丸的近鞘膜侧时,血肿表现为睾丸组织内的不规则无回声区或低回声区,边界不整。CDFI在暗区内无血流显像,正常睾丸组织及挫伤边缘血流供应稍有增多。

部分裂伤型:患侧睾丸增大,内部回声不均匀,可有无回声区,裂口处的包膜线样回声突然中断,睾丸失去卵圆形形态,裂口周围或下方可见不规则高回声区和液性暗区。

严重裂伤型:患侧睾丸明显增大,内部回声极不均匀,可见由血肿所致的无回声区或高回声区。睾丸包膜不完整,裂口处包膜回声中断,裂口距离可达 2.5cm 以上,沿裂口周围有大片液性暗区或不规则高回声区。

破裂型:患侧睾丸增大,形态严重失常。其周围有大量液性暗区。

（八）阴囊、睾丸肿瘤

睾丸肿瘤占男性恶性肿瘤的 1% ～2%,但在青年男性中几乎全为恶性肿瘤。睾丸肿瘤分为原发性和继发性两类,原发性肿瘤占绝大多数。原发性睾丸肿瘤多为恶性,又分为生殖细胞肿瘤和非生殖细胞肿瘤,其中前者占 90% ～95%。生殖细胞肿瘤包括精原细胞瘤、胚胎癌、畸胎瘤、畸胎癌、绒毛膜上皮癌,后者有间质细胞瘤,支柱细胞瘤。继发性睾丸肿瘤罕见,往往见于恶性肿瘤广泛转移者。5 岁以下的儿童以卵黄囊肿瘤与畸胎瘤为主,几乎代表了所有的睾丸内生殖细胞肿瘤。青少年与成年人一样,以精原细胞瘤、胚胎癌、绒毛膜上皮癌及混合癌为常见。睾丸肿瘤的典型临床表现为阴囊触及坚硬肿块,睾丸无痛性肿大。

【超声特征】

睾丸肿瘤的声像图表现为:各种不同性质和病理类型的睾丸肿瘤有一个共同的声像图特点即睾丸肿大,而且绝大多数肿瘤为低回声。通常精原细胞瘤、睾丸淋巴瘤、睾丸白血病等表现为睾丸均匀性肿大,睾丸的外形仍可呈卵圆形或类圆形。若肿瘤局限于睾丸的一侧则睾丸可呈局部膨隆。胚胎瘤时睾丸不规则增大或呈分叶状,表面隆突不平,轮廓不规则。肿瘤的内部回声根据不同的病理类型有所不同,精原细胞瘤的回声通常分布均匀,而非精原细胞瘤则因其内部出血、液化和钙化表现为回声不均匀、边缘不规则的无回声暗区或呈不规则的强回声光团,伴后方声影。肿瘤与周围组织回声分界通常清晰,但也可不清。CDFI 主要为血流信号增多,血流信号的多少与肿瘤细胞类型无关,但与肿瘤大小关系密切。 <15mm 的肿瘤趋向于少血管型,而 >15mm 则为多血管型。

（九）睾丸炎

睾丸炎多由流行性腮腺炎引起,睾丸常有不同程度的增大、充血、结缔组织水肿,多数有局限性坏死,严重时可形成睾丸脓肿及睾丸坏死。附睾常同时受累,伴附睾炎者可达 85%。患者可有高热、寒战、恶心、呕吐等全身症状,睾丸疼痛并向腹股沟处放

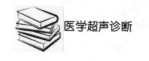

射,阴囊皮肤发红、坏死、严重者可形成睾丸脓肿及睾丸梗死。

【超声特征】

声像图常可表现睾丸弥漫性增大,其内部回声不均匀,有灶性或弥漫性低回声区,边缘常不规则,但边界清楚,后方有增强效应,低回声与炎症严重程度有关,严重时睾丸内可呈大片低回声区,若有脓肿形成则可有局限性液性暗区,常有鞘膜积液和阴囊壁增厚(一般不超过7mm)。慢性炎症睾丸可变小,内部回声欠均匀,有时回声强度可稍增强。

睾丸炎的CDFI的表现为睾丸受损区内的血管扩张,血流显示明显增多,有的呈彩球状,血流速度增快,最快流速可达0.5cm/sec,血管阻力常减低,RI=0.25~0.64,当睾丸内血管阻力<0.5<SPAN>,应考虑为炎症。

(十)附睾炎

急性附睾炎一般为致病菌通过输精管管腔进入附睾,亦可通过淋巴系统入侵所致。慢性附睾炎一般为严重急性附睾炎不可逆的终末期。精索静脉曲张势必减缓睾丸和附睾的血液回流,降低组织的活力,易为细菌提供致病机会。因解剖因素,精索静脉曲张多发生在左侧,故附睾炎的发生率左侧较右侧高。临床表现为附睾有局限性疼痛和压痛,查体时阴囊肿大,皮肤红肿,腹股沟和下腹部有压痛,发病早期附睾与睾丸分开,数小时后两者即形成一硬块,精索增厚,数日内出现继发性睾丸鞘膜积液。

【超声特征】

附睾弥漫性肿大,以尾部肿大为主,呈结节状,有球形感,其内部回声不均匀,回声强度较睾丸低,境界模糊,部分可与阴囊壁粘连。如结节内脓液形成时,则表现为边缘不规则、透声较差的无回声区,加压探头或推动阴囊时,其内可有点状回声飘动。阴囊壁常增厚,回声减低,阴囊壁增厚与附睾增大是附睾炎的典型表现。鞘膜腔往往积液,同侧的精索增粗,回声减低,精索静脉曲张,同侧的睾丸亦可增大,内部回声减低。CDFI显示血流信号明显增多,PD检测动脉流速加快,PSV=0.11~0.38m/s,平均0.22m/s,当>0.15m/s,可作为附睾炎的诊断指标,RI=0.46~0.65,平均0.55,附睾内或睾丸周围血管阻力<0.7时,应考虑有附睾炎的可能。

第三章　胸壁、胸膜、肺与纵隔的超声诊断

第一节　正常胸部超声表现

显示皮肤、皮下脂肪、胸壁肌层及内外侧筋膜结构,呈数层高—弱—等—高回声。继而在深部脂肪层弱回声下方可见弧形明亮的细带状强回声,为壁层胸膜与微量生理性胸水的界面反射,可反映壁胸膜状态。其深部可见细窄带状无回声或弱回声,为胸腔及其内少量液体。

深部偶可见脏层胸膜呈细线状或虚线状强回声位于肺表面,后方含气肺呈现为逐渐衰减的大片状强回声。正常肺内部结构一般不能被显示。

第二节　胸壁疾病

一、胸壁结核

【病理特征】

胸壁结核包括胸膜周围结核、肋骨周围结核及结核性脓肿。绝大多数继发于肺、胸膜结核,结核菌经淋巴途径侵入胸骨旁或肋间淋巴结,首先引起胸壁淋巴结结核,并形成脓肿,再侵入周围胸壁软组织,向胸壁内、外蔓延,并可侵蚀和破坏肋骨或胸骨。

【超声特征】

间接征象:①早期可在肋间软组织内探及椭圆形的不均匀弱回声。②病灶液化坏死后出现无回声区,合并钙化者可有点状强回声。③晚期脓肿侵袭肋骨或胸骨时,可见骨皮质不规则变薄、回声中断或消失。死骨形成时,在脓腔中可见不规则片状、斑点状强回声伴声影。

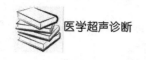

二、胸壁脂肪瘤

【病理特征】

是最常见的胸壁软组织肿瘤,可发生于皮下、肌层间及胸壁内。脂肪瘤质软,呈扁平分叶状,有少量结缔组织间隔及包膜,与周围组织分界明显,除肿块外,多无明显症状。

【超声特征】

1. 直接征象

①脂肪瘤一般呈中等回声,内部回声不均匀伴较多线状高回声,边界清晰或不清。②皮下脂肪瘤断面呈扁平形,肋间脂肪瘤呈哑铃形,部分向外延伸至筋膜下,部分突向胸内。胸壁内面的脂肪瘤,紧贴胸内壁并向肺侧隆起,但肋骨及胸膜回声无异常。

2. 间接征象

肿瘤内部无血流信号。

第三节　胸膜疾病

一、胸腔积液

超声对胸腔积液的诊断有重要临床价值,它可帮助定位、定量、指导穿刺引流和鉴别胸部 X 线密度增强阴影是胸膜增厚、肺实质性病灶,还是胸水或包裹性积液。少量胸水 X 线难以诊断时,超声探测肋膈角内有液性暗区即可明确诊断。

【病理特征】

胸腔积液可分为渗出性和漏出性两种。渗出性因胸膜内感染和各种刺激所引起,多继发于肺、胸膜或纵隔炎症和肿瘤,少数由腹内炎症(如膈下脓肿等)波及。渗出液可以是稀薄的浆液性、浆液纤维蛋白性或黏稠脓性,有时呈血性、乳糜性或胆固醇性。漏出性常由于肝肾疾病及心功能不全所引起。胸膜腔内脓性渗出液潴留称为脓胸。

【超声特征】

少量胸腔积液:积液位于胸腔底部,在肺底与膈肌之间呈长条带形或三角形无回声区。积液的形态和宽度可随呼吸、体位而变动,具有流动性。

中等量胸腔积液:胸腔积液暗区上界不超过第 6 后肋水平,胸水超出肋膈窦向上扩展。坐位纵切扫查积液暗区呈上窄下宽分布。肺下叶受压。呼吸及体位变动,液性无回声区的深度和范围也随之改变。

大量胸腔积液:液性区上界超过第6后肋水平,整个胸腔均呈一大片无回声。肺被压缩,膈肌下移,心脏向健侧移位。呼吸和体位改变,对胸水无回声区深度影响不大或变化甚微。

包裹性胸腔积液:胸水在胸壁与肺之间,局限于一处,多发生在胸腔侧壁或后壁。形成大小不等的圆形或半月形无回声区,凸向肺内,与肺野间分界清楚,近胸壁侧基底较宽,两端呈锐角。液体无流动性,腔壁增厚内壁多不光滑,有时腔内有分隔,并可见粗大点状或条索状回声。

肺底积液:从剑下探测,可见肺底与膈之间呈条带状或扁平状的无回声暗区,凸向膈上,边缘清楚,肺侧边缘回声增强。

脓胸:在无回声区内多有漂动的散在高回声点,随体位变动和剧烈振动而移动。脓汁稠厚处,则呈分层征,转动体位,分层现象消失,代之以弥漫性弱回声,且有漂浮和翻滚现象。壁、脏层胸膜呈不规则性增厚,回声增强。胸膜钙化时,可见局限强回声并伴声影。

二、胸膜间皮瘤

胸膜间皮瘤是原发于胸膜间皮组织或胸膜下间质组织的一种少见肿瘤。临床根据肿瘤生长方式,分为局限性胸膜间皮瘤和弥漫性恶性间皮瘤两类。前者为良性和低度恶性;后者为高度恶性。

(一)局限性胸膜间皮瘤

【病理特征】

常起自脏层胸膜和叶间胸膜,多为单发,呈圆形和椭圆形,坚实灰黄色结节,边缘光滑,呈轻度分叶,有包膜。结节生长缓慢、大小不等。瘤体与胸膜接触面宽,自胸膜凸向胸腔。少数有短蒂,改变体位肿块可移动。

【超声特征】

1. 直接征象

①肿瘤呈块状或类圆形,有完整的包膜,内部为较均匀的弱回声。②表面凹凸不平,突向肺内,易误诊为肺周围型肿瘤。③恶性者一般表面不平,呈乳头状,基底较宽,回声欠均匀。

2. 间接征象

多无胸腔积液。极少数有胸腔积液,也是少量。

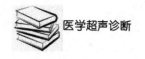

（二）弥漫性恶性胸膜间皮瘤

【病理特征】

常起自壁层胸膜,呈灰白结节覆盖在胸膜上,生长发展迅速,常融合成大片,呈"厚皮"样,无包膜。肿瘤可延伸入叶间裂,包绕肺脏及心包,使心脏受压。晚期经淋巴及血液播散到肺、肝、肾上腺等脏器。弥漫性

【超声特征】

1. 直接征象

①弥漫性恶性间皮瘤位于胸壁与肺之间,自胸膜向胸腔内突起,并与胸壁相连或分界不清。②肿瘤多呈广泛胸膜增厚,呈片状或结节融合状,边界不规则。③肿瘤内部以弱回声多见,亦可呈不均匀等回声,无气体或支气管结构。④发生坏死、出血时可有局限性无回声。⑤肿瘤侵及肋骨可见块中有弧形强回声团及声影。

2. 间接征象

常伴有中、大量胸腔积液,纵隔向健侧移位。

第四节　肺部疾病

一、先天性肺囊肿

【病理特征】

又称先天性囊性支气管扩张,是在胚胎发育过程中由远端肺实质的一小堆细胞和肺芽脱离,单独发育而成。位于纵隔内、食管旁、气道旁、隆突附近及肺门。囊肿呈圆形或椭圆形,大小不一。囊壁厚薄不同,内衬假复层柱状纤毛上皮。囊内可光滑,也可有网状小梁。囊壁外层为结缔组织、弹力纤维、黏液腺、平滑肌等。囊肿有时可与支气管相通。

【超声特征】

相应部位探及圆形或椭圆形的无回声暗区,边界清,有包膜,后方有增强效应。

由于周围肺组织产生的强回声,囊肿侧壁往往不能显示。

当囊肿与支气管相通时,在囊肿内呈现液平线,线上方为气体强回声,下方为黏液的无回声。

二、肺脓肿

【病理特征】

肺脓肿是由化脓性细菌所引起的肺实质炎变、坏死和液化所致。可以是单发,也可以是多发,右肺较左肺多见,好发于上叶后段及下叶背段,一般多接近肺表面。

【超声特征】

肺脓肿内部回声不均匀,脓肿周围回声一般较弱,与正常肺组织及脓肿内的回声强度不同。

当脓肿完全液化时,则显示为低弱回声,其周围则为较高回声。

如脓肿内坏死物被部分咳出,并有空气进入时,可见脓肿区出现液平线,声像图显示其上方为气体的强回声,下方为坏死液化的低弱回声。

三、肺结核球

【病理特征】

肺结核是常见的肺部疾病,结核病灶以慢性增生、渗出和肉芽肿性病变为特征,继之发生干酪样变、液化及空洞形成。可继发胸膜炎和其他器官结核。

【超声特征】

结核球多为不均匀实质性团块,呈圆形或椭圆形,亦可呈小分叶状。

结核球边界较清晰,边缘光整,周边回声较强,中心有坏死或液化常呈弱回声。内常可见小强回声团及声影,为钙化灶或空洞引起的气体相所致。

四、肺炎性假瘤

【病理特征】

肺炎性假瘤肺内炎性增生性疾病,可发生于任何年龄,但40岁以下多见。病因可能是肺部细菌或病毒感染后引起的局限性非特异性炎症病变。常包含多种炎性细胞和间质细胞,并有许多血管成分。常表现为单个孤立性病灶,呈圆形或椭圆形,大小约3cm左右。肿块中等硬度,有假包膜,与周围正常肺组织分界清楚。

【超声特征】

炎性假瘤可发生于任何肺叶,但以位于肺周围邻近胸壁者可被超声发现。

一般为单个圆形或椭圆形结节,边界清,多较平整或表面有凹陷。

胸膜增厚或发生粘连,与邻近胸膜相对比并结合肺呼吸移动观察较易识别。

动态观察肿块生长缓慢。

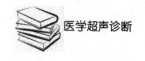

五、肺癌

【病理特征】

肺癌起源于支气管黏膜或腺体,以鳞癌最常见,其次为腺癌、小细胞未分化癌。肺癌多发生在中年以后。肺癌自支气管上皮发生后,可向管内作浸润性生长,或向管腔内突入形成息肉样或菜花样肿块,同时也向周围肺组织侵犯,形成局部肿块。

【超声特征】

(一)周围型肺癌

1.直接征象

肿瘤位于肺周围近胸壁,多呈类圆形,>5cm肿瘤多呈规则形。

以弱回声多见,较大肿瘤或合并坏死则可呈不均匀等回声或强回声。肿瘤后方回声不同程度增强。

中心有坏死液化区或合并脓肿可见肿瘤内有不规则液性区,周边可见回声稍强之包膜。合并空洞常可见粗大的支气管气相呈强回声。

小于2cm小肿瘤多呈无回声区,以转移癌多见,其后方回声明显增强,常易误诊为囊性病变。

2.间接征象

肿瘤侵犯可见局部表面脏胸膜隆起或中断,亦可凹陷呈小鸟翼状。

(二)中央型肺癌

1.直接征象

在实变肺深部可见肿瘤,呈结节状、团块状或位于大气管内呈形态不规则管状三种类型。

肿瘤呈弱回声,回声质地与实变肺不同,呈更弱、均匀或更强、不均匀,合并感染或较大肿瘤时回声不均匀。合并脓肿多可见球形无回声区或不规则液化区,周围有强回声包膜或增厚囊壁。

合并胸水则肿瘤边界较清晰,无胸水而且合并肺组织感染则肿瘤边界显示不清晰。

支气管型肿瘤可见大支气管扩张,管壁回声稍厚或不清晰,内可见弱回声肿瘤。

2.间接征象

外周肺呈实变,内常可显示扩张增宽的支气管液相或气液相。

肿瘤压迫肺门部可致肺内动脉支扩张,血流速度高,彩超及多普勒频谱可获得信息。

超声窗较好时,可显示肺门部淋巴结及膈脚、横膈下肿大的淋巴结。

第五节　纵隔肿瘤

一、纵隔畸胎瘤

纵隔是生殖腺外最易发生畸胎瘤的部位,纵隔畸胎瘤占纵隔肿瘤第二位(20%),好发生于上纵隔及前纵隔,可分为囊性、实质性、混合性三种,80%为良性。出生时即可发病,但常于成年后因胸痛、咳嗽或体检时偶尔发现。良性囊性畸胎瘤,有完整包膜,边缘光滑,肿瘤内容有黄褐色液体或含毛发黄色皮脂物质,除皮肤外,还含有气管或肠管上皮、神经、平滑肌及淋巴组织,甚至骨及软骨等组织。囊性畸胎瘤一般呈圆形或椭圆形。实质性畸胎瘤,常以实质性结构为主,含液部分较少,呈圆形或不规则分叶状,恶性变的倾向较大。

(一)良性囊性畸胎瘤

直接征象:①大部分呈囊性,为无回声区,内壁可见实质性的结节状、团块状回声,附着于囊壁并突向囊腔。②肿瘤内可见脂液分层征。③部分囊性畸胎瘤,油脂液状物充满囊腔,则显示为较均匀类实质回声,周边部可有高回声团。④肿瘤的后部回声不减弱或增强。

(二)良性混合性畸胎瘤

肿瘤外壁光滑,肿瘤内部不均匀,兼有实质回声,回声较高,与肝实质相似和液性囊腔无回声区并存,两者界线较清楚,有时实质区内可见强回声伴有声影。

(三)实质性畸胎瘤

1. 直接征象

①肿瘤内大部分为实质性较均匀的弱回声,与不规则团块状、斑片状较高回声并存。②肿瘤边界回声清楚,包膜光滑,后部回声一般不减弱。③含有骨或牙齿时,可出现局限性强回声,伴有明显声影。④如肿瘤呈分叶状,内部呈不均匀弱回声,边缘不规则。

2. 间接征象

肿瘤增大较快,合并胸腔及心包积液时,常为恶性或恶变的表现。

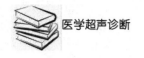

二、胸腺瘤

【病理特征】

胸腺瘤占纵隔肿瘤的 20% ～30%，占前纵隔的第一位，多发生于青春后期，30～40 岁多见。胸腺瘤含胸腺上皮细胞和胸腺淋巴细胞。胸腺瘤为实质性，断面多为分叶状，内部结构均一，表面光滑，边界清楚，多有纤维包膜，有时发生囊性变、出血、坏死及钙化。恶性者可发生多发性胸膜转移种植。

【超声特征】

（一）良性胸腺瘤

1. 直接征象

①多呈圆形、椭圆形，有时为分叶状。②边缘清晰光整，常有明显的包膜回声。③肿瘤内部多呈较均匀弱回声。有囊性变时，可有小无回声区，完全囊变呈囊肿样改变。④有时呈地图状不均匀实质性回声，有钙化灶时，则出现斑点状强回声。

2. 间接征象

CDFI 示肿瘤内部血流增多，多以静脉血流为主。

（二）恶性胸腺瘤

1. 直接征象

①肿瘤边界不规则，常呈分叶状，包膜回声消失或断续。②肿瘤内部回声不均匀，强弱不一。③可有胸膜及远膈转移征象。

2. 间接征象

CDFI 示肿瘤内部血流增多，血流分布走向紊乱，多以高速搏动性动脉血流为主。常可探及胸腔积液。

三、纵隔淋巴瘤

【病理特征】

多见于前纵隔和中纵隔。可发生于任何年龄，以 30～40 岁多见，淋巴瘤分为霍奇金病和非霍奇金淋巴瘤两大类。纵隔淋巴瘤以前者多见，纵隔霍奇金病大多数为结节硬化型，包括不规则的细胞区和周围的纤维组织带。非霍奇金淋巴瘤为含有分化程度不等的淋巴细胞、组织细胞和网状细胞的结节状和弥漫性增生，多为双侧发病。

【超声特征】

1.直接征象

肿瘤为单发或多发性圆形、椭圆形,或互相融合成分叶状不规则形病灶,轮廓清楚。肿瘤内部为较均匀弱回声或似无回声,远侧回声可稍增强。

2.间接征象

①淋巴瘤并发心包或胸腔积液时,可在相应部位探测到积液的无回声区。②肺门淋巴瘤压迫支气管,发生肺不张或阻塞性肺炎时,有相应的肺部回声变化。③可见颈部、腹部、腋下、腹股沟淋巴结肿大,肝脾肿大及转移灶。④CDFI 示肿瘤内部血流丰富。

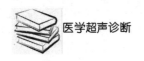

第四章　心脏疾病的超声诊断

第一节　正常心脏超声表现

一、B 型超声

1. 左室长轴观

显示右室前壁、右室、室间隔、左室、左室流出道、左室后壁、主动脉根部、主动脉瓣、二尖瓣、左房、左房后壁。左房室沟处可见冠状静脉窦,其后方为降主动脉斜断面。主动脉前壁与室间隔相连延续,主动脉后壁与二尖瓣前叶相连延续。室间隔呈弧形略突向右室,与左室后壁厚度比 <1.3∶1。主动脉右冠瓣、无冠瓣、左冠瓣、二尖瓣前叶、后叶纤细,开放闭合良好,前叶较长,活动度大,后叶较短,前、后叶舒张期呈反向运动,有时可见相应的腱索与乳头肌。部分正常人收缩期在左房室沟处心包脏、壁层间局限无回声暗区,宽约 0.2~0.3cm。

2. 心脏短轴观

显示右室前壁、右室流出道、肺动脉瓣、肺动脉及其左、右分支,肺动脉分叉处后方略呈横断面的降主动脉,右室、右房、三尖瓣、主动脉根部和主动脉瓣。右房、室、右室流出道、肺动脉环绕中央的主动脉,肺动脉瓣位于主动脉瓣的左前上方,肺动脉瓣水平略高于主动脉瓣水平。瓣膜纤细,开放闭合良好,主动脉瓣闭合呈 Y 形。成人半月瓣开放面积约 3.0cm^2。三尖瓣隔叶附着点位于主动脉根部短轴观约 9 点钟处左右,左冠状动脉起始于主动脉短轴观 3~4 点钟左右,右冠状动脉起始于 10~11 点左右。1 岁以后,降主动脉与肺动脉间未见开放的动脉导管。

3. 二尖瓣水平观

显示右室前壁、右室腔、室间隔、部分左室侧壁、后壁、左室腔、左室流出道、二尖瓣。右室腔在前,略呈新月形,左室腔靠后,呈圆形,二尖瓣纤细,开放呈鱼口状,成人此瓣开放面积约 4.0 平方厘米,前后叶反向运动,闭合呈单线。室间隔呈弧形突向右室,与左室后壁呈反向运动。

4. 心尖四腔观

显示位于左侧的左室、左室侧壁、二尖瓣、左房、左房侧壁、位于右侧的右室、右室侧壁、三尖瓣、右房、右房侧壁,近中央有室间隔和房间隔分别相隔左、右心室和左、右心房,肺静脉回流入左房。正常情况,收缩期心内见房、室间隔与二、三尖瓣组成十字交叉结构。隔叶附着点较二尖瓣前叶略低,两者相距 1cm 左右,瓣膜纤细,开放不受限,闭合佳。右室腔较左室腔小略呈三角形,右室心尖可见节制束或称调节束,可见右上肺静脉、左上、下肺静脉注入左房。

5. 剑突下四腔观

显示部分肝脏回声后方的右房、室壁和右房、室腔、三尖瓣、室间隔、左房、室腔、二尖瓣、收缩期心内可见十字交叉结构,房、室间隔连续好,超声束方向几乎与房间隔垂直,回声失落现象少。

6. 主动脉弓长轴观

显示升主动脉、主动脉弓、降主动脉。于主动脉弓显示,左锁骨下动脉、左颈总动脉和无名动脉三支分支,主动脉弓下方右肺动脉。血管腔无扩张和狭窄。一岁以后左锁骨下动脉相对应主动脉小弯侧与肺动脉之间无未闭的导管交通。

二、M 型超声

1. 主动脉瓣曲线

正常主动脉瓣回声位于主动脉根部前后壁曲线之间,开放时呈一六边形盒样运动曲线,开放间距成人一般 1.6～2.0cm,前后分别为右冠瓣和无冠瓣,舒张期迅速闭合成一直线。主动脉根部前方为右室流出道,后方为左房。

2. 二尖瓣曲线

正常人二尖瓣前叶呈双峰,略呈 M 型,A、E 峰分别位于心电图 P 及 T 波之后,E 峰大于 A 峰,后叶运动幅度较低,运动方向与前叶相反,略呈 W 形,E'峰大于 A'峰,二尖瓣前叶前依次为左室流出道、室间隔、右室、右室前壁。二尖瓣较三尖瓣略早关闭,不超过 0.03 秒。

3. 心室波群

由前至后依次显示心脏结构为右室前壁、右室、室间隔、左室腔、腱索与左室后壁。室间隔与左室后壁呈反向运动。

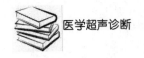

4. 肺动脉瓣曲线

以 a ~ f 英文字母命名。第一个向下为小波可见 a 波, 由心房收缩产生, bc 段向后运动, 示收缩期瓣膜开放, 正常 a 波深 0.44 ± 0.046cm, bc 段 0.668 ± 0.092cm, cd 段缓慢上升直线, de 段表示瓣膜关闭呈前向运动。e 点为关闭点, ef 段为一缓慢下降的直线。

三、D 型超声

1. 二尖瓣血流

见一明亮的红色血流束, 从左房经二尖瓣入左室, 二尖瓣区血流速度增快, 红色明亮。于二尖瓣处取样获的舒张期正向双峰窄带型空窗频谱, E 峰高于 A 峰, 正常情况胎儿期 E/A 比值小于 1, 婴儿期 E/A 比值大于 1, 幼儿期后比值增大, 在 65 岁时 E 峰与 A 峰趋于相等, 70 岁以上 E/A 比值小于 1.0。二尖瓣口血流儿童最大流速平均值为 1.0m/s(0.8 ~ 1.3m/s), 成人最大流速平均约为 0.9m/s(0.60 ~ 1.30m/s)。

2. 主动脉血流

心尖五腔观升主动脉血流呈蓝色, 胸骨上窝升主动脉血流呈红色, 降主动脉为蓝色血流信号, 在主动脉瓣环和瓣口处血流更明亮。于心尖五腔观主动脉瓣口取样, 升主动脉血流频谱为负向, 在胸骨上窝探测时则为正向。频谱收缩期呈单峰窄带空窗型, 上升支与下降支近对称。正常儿童最大流速的平均值为 1.3m/s(1.2 ~ 1.8m/s), 成人最大流速范围约 1.0 ~ 1.7m/s。

3. 三尖瓣血流

与二尖瓣血流和频谱类似, 但血流色彩较黯淡, 速度略低于后者。三尖瓣血流受呼吸影响较大, 吸气时血流明亮。在新生儿, 三尖瓣血流 E/A 比值可小于 1, 儿童舒张期三尖瓣最大流速平均值约 0.6m/s(0.5 ~ 0.8m/s), 成人最大流速平均约 0.5m/s(0.3 ~ 0.7m/s)。

4. 肺动脉血流

心底短轴观, 收缩期右室流出道、肺动脉呈蓝色血流信号, 至左、右肺动脉。肺动脉瓣环和瓣口处血流明亮。于肺动脉瓣口取样获得收缩期负向窄带单峰血流频谱, 形态类似主动脉血流频谱, 但速度略低。在新生儿期, 左、右肺动脉内的流速可高于肺动脉的血流速度。儿童肺动脉收缩期最大流速平均值约 0.76m/s(0.6 ~ 0.9m/s), 成人最大流速平均约 0.75m/s(0.6 ~ 0.9m/s)。

5.肺静脉血流

在心尖五腔观,收缩期左右肺静脉的血流呈红色在左房后顶部注入左房,舒张期二尖瓣开放左房内血流流入二尖瓣口,此时肺静脉回流达高峰。于右上肺静脉入左房1~2cm处取样获得正向三峰或双峰血流频谱,第一峰发生在收缩期——S峰,上升支与下降支对称,少部分S峰可呈双峰,舒张期出现第二峰——D峰,上下支基本对称。小儿、青年人D峰高于S峰,但D峰占据时间较S峰短,中年至老年人D峰低于S峰,但D峰占据时间较S峰长,有时可见由于心房收缩引起肺静脉血液逆流出现负向血流信号——A峰,随着年龄增大,A峰速度逐渐增快。正常情况2~20岁,S峰最大速度48±10 cm/s,D峰速度16±10cm/s,A峰速度16±10cm/s。21~40岁,S峰速度44±10cm/s,D峰速度47±11cm/s,A峰速度21±8cm/s。41~60岁S峰速度49±8cm/s,D峰速度41±8cm/s,A峰速度23±3cm/s。>60岁,S峰速度52±11cm/s,D峰速度39±11cm/s,A峰速度25±9cm/s。

第二节 心脏声学造影

一、超声声学造影的原理

将所产生的微小气泡或本身有微小气泡的液体注入血管,以了解血流动力学情况,诊断心血管疾病。

二、静脉右心声学造影

从外周静脉注入造影剂,经腔静脉回流到右房、右室、肺动脉,这就是右心超声声学造影。

1.适用范围

(1)确定分流

①心内右至左分流:当右心及肺动脉压力高于左心或主动脉的压力时,可在心房水平或心室水平或肺动脉——主动脉水平见云雾状造成影剂进入左房、左室或主动脉,从而确定异常通道和心内右至左分流的存在。②心内左至右分流当左至右分流时,由于来自左心血液无造影剂回声,呈暗区表现。因左心血流的冲击,使造影剂云雾状高回声的右心血液无法流至该处,局部出现无回声的负性影区,反映左心至右心血流存在,从而确定异常通道和左至右分流存在。由于负性影的产生需要有一定的左至

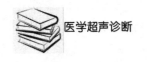

右分流血液量和冲击力,故分流量少时不产生负性影。③肺内右至左分流肺动静脉瘘时,在右心显像后,间隔数次心动周期后才见左心显影,详见本章第四节二十六。

(2)诊断永存左上腔静脉

如永存左上腔静脉入左后,Ⅰ、Ⅱ型者接受左上半身静脉血流并回流至冠状静脉窦,引流至右房。此时左上肢静脉注射造影剂时可见冠状静脉窦先显造影剂回声,然后右房、右室相继显示。而正常人仅有右上腔静脉。左上肢静脉注射造影剂冠状静脉窦不显影。

(3)诊断三尖瓣反流

正常人上肢静脉注射造影剂经上腔静脉回心,在平静呼吸时下腔静脉和肝静脉不应有造影剂显示,如显示则说明存在三尖瓣关闭不全。

(4)诊断下腔静脉阻塞综合征

下腔静脉注射声学造影剂可显示下腔静脉与右房相通与否,狭窄及扩张程度及侧支循环。

(5)测室臂心循环时间

观察静脉注射至右心显示时间(臂心循环时间),可了解静脉回顾流的速度。大于15秒为异常,对诊断右心衰及上腔静脉回流受阻有一定价值。

2. 常用右心造影剂及不良反应、禁忌证

(1)含二氧化碳造影剂

①5%碳酸氢钠注射液5ml + 维生素 B_6 注射液300mg。对婴、幼儿或发绀者笔者用量为5%碳酸氢钠注射液3.5ml + 维生素 B_6 注射液200mg。

②体重大于50公斤者5%碳酸氢钠注射液10ml + 5%维生素 C 注射液5ml。体重低于50公斤者,用量为5%碳酸氢钠7ml + 5%维生素 C 注射液3.5ml。

(2)不良反应

①药液外漏或药液刺激血管壁引起局部疼痛。

②极少数有咳嗽、呼吸困难、头晕、眼花,四肢麻木等症状,多发生于右向左分流者,可持续几分钟,一般一小时后可以恢复正常。

(3)禁忌证

①使用二氧化碳造影剂,需经肺脏排出体外,故重度肺气肿,肺纤维化、换气功能不良时,严重缺氧、休克、明显酸中毒和昏迷病人禁用。

②重症发绀患者。

③严重心功能不全患者。

④既往对静脉注射声学造影剂有严重反应者。

⑤相对禁忌证:如严重贫血、冠心病、心绞痛或心肌梗死有血管栓塞史。

3.造影方法

(1)静脉选择

外周静脉均可选用,常采用上肢肘静脉。为诊断永存左上腔静脉时必经用左上肢静脉,为确定下腔静脉阻塞或畸形时用下肢静脉。

(2)操作程序

选用头皮静脉针行静脉穿刺,接好三通装置。开通静脉通道,用生理盐水注射液维持。另一通道口供造影剂注射用。造影剂推注速度宜快,一旦注射完造影剂,接通生理盐水通道,尾随造影剂后推注,以保证造影剂快速到达心腔内。

4.正常超声表现

于上肢静脉注射造影剂后,通常7~10秒钟后可见右房出现造成影剂云雾状高回声,继之右室、肺动脉显像,造影剂充满右心腔。而左房室、主动脉无造影剂回声显示,下腔静脉一般也不显示。

5.注意事项

严格掌握造影剂剂量和造影次数,一般使用1~2次。

重复使用时应间隔足够时间,应在5分钟以上,并尽可能减少使用次数。

对于有右至左分流的患儿,更应酌情减少注射剂量。

注射造影剂过程中病人若感不适,应立即停止。

检查后应观察10分钟以上,患者无不适后方可离开检查室。

检查室备好必要的抢救药品、器械。

第三节　先天性心脏病

一、房间隔缺损

【病理特征】

指房间隔存在缺损口的先天性发育异常,常见。由于房间隔缺损,导致左右心房血流交通,通常左房压高于右房压,故出现房水平左至右分流,导致右心容量负荷过重,右房、室扩大,渐产生肺动脉高压。当右房压力有较大增加时,产生心房水平的双

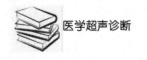

向分流。如右房压进一步增加并高于左房压时,则出现右至左分流。

原发孔型:少见,缺损位于房间隔下后侧与室间隔相连部位,在房室隔缺损中描述。

继发型:多见,①中央型又称卵圆孔型:较多见,缺损位于房间隔的中部卵圆窝区。②下腔型:缺损位于房间隔后下方,靠近下腔静脉入口。③上腔型:称静脉窦型,少见,缺损位于房间隔后上方,接近上腔静脉,下腔静脉向左移位,与左、右房相通。④冠状窦型:极少见,缺损位于房间隔后下部相当于正常冠状静脉窦开口的位置,为冠状窦与左心房无分隔或分隔不全,使左房血经冠状窦流入右房。此型多并存永存左上腔静脉。⑤混合型:上述两种以上缺损同时存在,此型缺损一般较大,房间隔几乎缺如,其血流动力学似单心房改变。

缺损多为单个,也可为多个。有时缺损口有分隔或由多个小孔构成,为筛孔状。房间隔缺损口一般在 $1.0 \sim 4.0cm$,小缺损小于 $1.5cm$,大缺损则大于 $2.0cm$。可并存肺静脉异位引流,肺动脉瓣狭窄等。

【超声特征】

1. 直接征象

(1)B 型

房间隔连续性中断,其断端常增粗,呈"火柴头"样,断端在心动周期中摆动较明显。四腔心及胸骨旁主动脉短轴观,是观察房间隔常用断面,小儿常用剑下双心房观、四腔观。根据回声中断的部位可确定类型:①中央型缺损显示房间隔中部回声中断。②上腔型缺损于近似胸骨旁四腔心观示缺损位于房间隔顶部的后上方。在剑突下探查,上腔静脉入口的下方房间隔回声中断。③下腔型缺损于近似胸骨旁四腔心观缺损位于房间隔顶部的后下方,剑突下探查,下腔静脉入口处房间隔回声中断。④冠状窦型缺损于近似胸骨旁四腔稍向后扫查示缺损位于房间隔后方偏下,不能探及完整的冠状窦壁回声,图像有时不易获得,但存在永存左上腔静脉,在左房室沟处可显示增粗之冠状静脉窦,内径常达 1cm 以上,与左房之间的窦壁回声不完整。⑤混合型缺损,各断面均示房间隔回声几乎缺如或仅存残端。

(2)D 型

在四腔心观可见红色为主的明亮血流信号,自左房穿过房间隔回声中断处进入右房,并经三尖瓣进入右室。在房间隔缺损的右房侧取样,可获得连续性的正向分流频谱,通常呈"三峰"型,也可呈四峰或双峰型,以收缩晚期及舒张早期流速最大,分流速度多为 $1.0 \sim 1.5m/s$。若出现肺动脉高压时,随着压力增高,心房水平左至右分流逐渐减少,可出现双向分流,甚至导致右至左分流。

声学造影静脉右心声学造影在右房压增高时价值大,出现肺动脉高压,清晰显示造影剂自右房穿过缺损进入左房。

2.间接征象

依房间隔缺损分流量的大小可出现不同程度右心容量负荷过重。

右房、室扩大,肺动脉扩张,分流量大时,左室腔可偏小。

右室壁活动幅度增大,而室间隔运动幅度减低,甚至室间隔与左室后壁可呈同向运动。三尖瓣开放幅度增大。

三尖瓣血流速度与肺动脉血流速度可增快。当合并肺动脉高压,有相应超声表现。

【病理特征】

出生后,由于左房压升高将原发隔推向继发隔遮掩卵圆孔,然后两隔融合使卵圆孔永久关闭。出生一年内约有半数婴儿的卵圆孔闭合,少数成人卵圆孔不完全闭合,但正常情况下被卵圆孔瓣覆盖着,并不产生血液分流。文献报道新生儿及婴幼儿卵圆孔未闭主要表现房水平左向右分流,其主要原因有:①出生后肺血流量增大,肺静脉回流增加,左房压力增高。②房间隔缺乏弹力纤维及胶原纤维,受压力冲击易摆动。③婴儿期相对心房较大,心室顺应性较差。在病理情况下,右房压力增高的先天性心脏病常合并卵圆孔未闭,如三尖瓣闭锁、肺动脉瓣狭窄等,当右房压力超过左房时,卵圆孔瓣被推开,出现右至左分流,卵圆孔又重新作为右房至左房的血流通道。

【超声特征】

1.直接征象

(1)B 型

可显示卵圆窝处纤细的薄线状结构,在心动周期中略有摆动,呈两片薄膜样贴附着,原发隔游离缘贴附于继发隔的左侧,其间有裂隙使两心房交通。右室压力负荷过重时,可见原发隔游离缘向左房侧漂动膨入左房,游离缘摆动较明显。在部分婴儿,可见继发隔游离缘向右房侧漂动膨入右房,游离缘摆动亦较明显。

(2)D 型

于房间隔卵圆窝处见右至左或左至右绕过房发隔游离缘、略呈"S"形的过隔分流信号。有作者报道新生儿及婴幼儿卵圆孔未闭房水平左至右分流束宽小于 0.5cm 并可显示卵圆孔瓣运动。

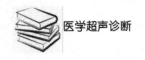

2. 间接征象

房水平左至右分流者,往往有引起右房压增高的原发心脏疾病的超声特征表现。

发现新生儿及婴幼儿卵圆孔未闭房水平左向右分流者,需定期 CDFI 复查。

二、单心房

【病理特征】

指房间隔原发隔和继发隔均未发育致房间隔完全缺如,左、右房之一间完全无分隔存在而成一个共同心房。可分心房正位、心房反位和心房不定位(详见本章第二节),常并存单心室、二尖瓣或三尖瓣裂。由于心房内无分隔,心房内血流混合。心房内分流方向和分流量取决于肺、体循环的阻力关系,若肺循环阻力正常,通常表现为左至右分流,如并存肺动脉高压或肺动脉狭窄,则以右至左分流为主。

【超声特征】

1. 直接征象

B 型:多断面观,房间隔回声完全缺如。有时心房顶部可见一小的崤状突起。

D 型:①心房内血流混合,当心房内左右压力接近,一般难显示分流信号,若心房内左侧压力明显高于右侧,可见红色为主彩色血流信号左至右分流经三尖瓣入右室,于其分流心房内右侧取样获得湍流血流频谱。若心房内右侧压力明显高于左侧,则可见蓝色为主彩色血流信号右至左分流。②收缩期二尖瓣或三尖瓣口可出现反流。

2. 间接征象

当心房水平左至右分流为主时,右室扩大,肺动脉增宽;当出现心房水平双向分流时,全心扩大。

右室容量负荷增重时,部分可见室间隔与左室后壁呈同向运动。

心房正位,可见下腔静脉引流入心房的右侧。心房反位,则可见下腔静脉引流入心房的左侧。

并存其他畸形时如肺动脉狭窄,可有相应超声表现。

三、房间隔膨出瘤

【病理特征】

由于房间隔局部发育过于薄弱,在左右心房间压力差的作用下形成局限性的瘤样膨出,常见部位在卵圆窝,在心动周期中可在两房间摆动。瘤体的突出方向取决于心房间压力差的变化,通常是突向右房。当右房压力大于左房时则突向左房。

房间隔膨出瘤瘤体内血液淤滞缓慢,易形成血栓。小的膨出瘤对血流动力学无影响,大的房间隔瘤可疝入二尖瓣或三尖瓣造成房室瓣口机械性阻塞。

婴儿期发现的本病可能在生长过程中逐渐消失。

【超声特征】

1. 直接征象

四腔观和小儿剑下双心房观易见。房间隔卵圆窝处呈一薄壁的瘤状结构,突向一侧心房,一般认为膨出部分超过房间隔水平面 0.6cm 以上即可诊断。

如整个房间隔松弛,全膨出,而无水平段可见,则为完全型房间隔膨出瘤。大的瘤体可突入三尖瓣口,有时瘤体内有血栓回声。

2. 间接征象

在的瘤体如突入三尖瓣口,造成瓣口机械性阻塞,血流速度可增快。

多并存瘤体部缺损,出现房间隔缺损相应的超声特征表现。

四、心房憩室

【病理特征】

由于心房壁先天性发育薄弱,致局部瘤样膨出或呈憩室状,又称心房瘤样扩张,多发生在心房体部,往往并存部分心包缺如。

【超声特征】

心房壁有局限性膨出,膨出部壁薄、光滑,内部为无回声,无明显搏动,与左房的交通口大小不等,有时可见瘤体内血栓回声。瘤体内色彩黯淡的血流信号,流速较低,与心房交通口处可获得湍流频谱。

五、三房心

【病理特征】

三房心有三个心房腔,其中一个心房正常,另一个心房(常为左房)被纤维隔膜分成两个腔。副房为高压腔,位于左房后上方,连接肺静脉;真房为低压腔,则与二尖瓣口相通。根据肺静脉回流部位不同将三房心分为完全型(副房与四条肺静脉相通)和不完全型(副房仅接受部分肺静脉回流,此型多见)。根据副房与真房有否相通,上述二型分别有 A、B 亚型:A 型,副房与真房相通,隔膜中央一小孔多见或周边有多个孔,孔口在小不一。二尖瓣发育常无异常,如为完全型,其血流动力学与二尖瓣狭窄相似。如为不完全型,其血流动力学类似二尖瓣狭窄加部分性肺静脉异位引流。B 型,副房与真房不相通,隔膜无孔,肺静脉血流入副房,经房间隔缺损流入右房,右房血再经未闭的卵圆孔或房间隔缺损流入左房的真房腔,其血流动力学极似完全性肺静脉异位

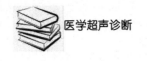

引流。

【超声特征】

1. 直接征象

B 型：左房腔内异常隔膜回声，且隔膜位于左心耳水平上方，将左房分为两个腔。四腔心观此隔膜一端附着于房间隔中部，另一端连于左房外则壁。隔膜中部可见一个小孔或数个窄孔。肺静脉全部或部分开口于上方的副房，下方真房与二尖瓣相连。

D 型：房腔内血流经隔膜上的孔呈多彩血流信号进入真房，于孔口真房侧获得高速湍流频谱。

2. 间接征象

肺静脉增宽，肺动脉扩张，右室壁增厚并扩大，合并房间隔缺损时更明显。并存房间隔缺损时，其缺损部位可以是副房与右房之间，亦可是真房与右房之间。心房水平出现左至右或右至左分流频谱。

六、室间隔缺损

【病理特征】

系胎儿期心室间隔发育不全，致使室间隔局部缺损。缺损大小不一，可以小于0.5cm 或大于 1.0cm。缺损可一处，也可多处，后者多位于室间隔肌部，一般分漏斗部缺损（双动脉瓣下型又称干下型）、膜周部缺损（单纯膜部、嵴下型和位于流入道三尖瓣隔瓣下型）及肌部缺损。本病可单发，也可并存其他畸形。本病收缩期左室高压血液射入右室，使肺血量增多，左心容量负荷增重。出现肺动脉高压时，右室壁肥厚，心腔扩张。

【超声特征】

1. 直接征象

（1）B 型

室间隔连续中断，不同类型的缺损，在不同断面上显示中断。①漏斗部缺损：在心底短轴观右室流出道相当于 1～2 点处肺动脉瓣下室间隔回声中断。于右室流出道长轴观，缺损亦位于肺动脉瓣膜下方。②膜周部缺损：在心底短轴相当于 10～11 点处室间隔回声中断，左室长轴观位于室间隔上段回声中断，心尖四腔观缺损可位于三尖瓣隔瓣下。③肌部缺损：于左室短轴，连续扫查可见室间隔肌部回声中断。

（2）D 型

于收缩期可见从左室起自缺损口多彩的过隔血流信号射入右室或右室流出道，于缺损右室面取样获得收缩期高速湍流频谱,速度大小约4m/s。肺动脉高压时心室左至右分流彩色信号黯淡,其分流速度低,甚至出现双向分流。

2.间接征象

左房、左室扩大,左室壁活动幅度增大。肺动脉扩张,肺动脉血流速度增快。肺动脉高压时出现相应的超声表现。

七、左室—右房通道

【病理特征】

指膜性室间隔的心房部存在缺损,而致左室与右房之间异常交通。正常人三尖瓣隔叶与二尖瓣前叶在室间隔上附着点并不在同一水平,隔叶位置较低。与二尖瓣前叶附着点之间室间隔也称房室间隔,它构成右房壁的一部分,如该处出现缺损,收缩期左室血液经缺损处流入右房。

【超声特征】

1.直接征象

二、三瓣附着点之间的间隔连续性中断(三尖瓣隔叶之上,二尖瓣前叶之下)。收缩期可左室血流起自上述缺损处,呈多彩血流信号射入右房,于其缺损右房侧取样获得收缩期高速湍流频谱,最大分流速度常大于4m/s。

2.间接征象

右房明显扩大,右室有时扩大,可有不同程度右室容量负荷增重表现。有时可见三尖瓣隔叶收缩期扑动。

八、单心室

【病理特征】

本病又称共同心室或双入口心室,指左右房通过两组房室瓣(多见)或共同房室瓣(少见)与一个心室相连,或一侧房室瓣全部与另一侧房室瓣的大部分共同与心室相连。是由原始心管发育异常,右室或左室窦部缺如或两者均缺如或室间隔缺如而形成单一心室,只有一个有功能的心室腔。可有或无残余心腔(附属腔)。据心室发育情况可为:①左室型单心室:多见,单室主腔由左室构成,附属腔常为右室漏斗部,多位于主腔的前方(正前,左前或右前方),可发出一条或两条大血管(罕见),故称为流出腔。②右室型单心室:单室主腔由右室构成,主腔通过球室孔与流出腔相通。位于后方(左后或右后)的附属腔常为附属左室的小梁部,不发出大血管。③中间型单心室:又称不定型,无附属腔存在,单室的主腔形态介于左右室之间。

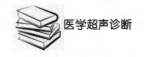

附属腔的方位是判断上述类型最可靠征象。单心室患者,心室与大动脉连接可有一致性连接,少见,肺动脉起源于前于的流出腔,主动脉起源于后方的主腔。大动脉转位(多见,主动脉起源于右前或左前的流出腔,肺动脉起源于后方的主腔),心室双出口:(主动脉和肺动脉共同起源于流出腔或主腔)和心室单出口(一条大动脉起自流出腔或主腔,一条大动脉闭锁,常为肺动脉闭锁,主动脉起自附属右室腔)。还可并存肺动脉狭窄、房间隔缺损、主动脉缩窄、主动脉弓离断、右位心、永存主动脉干等。

【超声特征】

直接征象:

(1)B型

①多断面观:只显示一大的心室腔,无室间隔回声,在主心室腔的一侧有时可见发育不良的小腔,如附属腔于主腔前方为左室型,位于主腔后方为右室型。无附属腔则为中间型。②大动脉转位:可见主动脉前移至肺动脉前方,肺动脉位于主动脉左或右后方,常有肺动脉狭窄。③两组或共同房室瓣开口于单室腔。多数两组房室瓣相似大小,瓣叶处于同一水平,为"左侧"和"右侧"房室瓣。共同房室瓣由一个较大的中心叶和两个较小的侧叶所组成。房室瓣均不与附属腔相连接。④在共同房室瓣患者,房间隔下部可出现回声中断或整个房间隔回声消失。

(2)D型

舒张期左、右房血流信号呈二条彩色血流束通过两组房室瓣或一条血流束经共同房室瓣注入一个大的心室腔,收缩期可见心室主腔血流部分经球室孔注入附属腔,可获得收缩期或双向分流频谱。在共同房室瓣患者,房间隔下部可出现双向分流束。

并存肺动脉狭窄、永存动脉干等,则出现相应超声表现。

九、膜部室间隔膨出瘤

【病理特征】

由于室间隔膜部发育较为薄弱,在高压心室的压力作用下,向低压心室侧局限性囊状膨出。小的膨出瘤对血流动力学无影响,大的瘤可能疝入三尖瓣口,影响右室充盈。有时瘤壁上可并存缺损,表现同膜部室间隔缺损。

【超声特征】

室间隔膜部呈球状向右室膨出,收缩期明显,舒张期变小,基低较宽位于膜部,顶端小并突入右室腔,位于三尖瓣隔叶下方,瘤壁薄,有时瘤壁上可见连续中断。膨出部充填血流信号。如瘤壁上有缺损,可见收缩期血流信号经缺损处射入心室。

十、房室隔缺损

【病理特征】

以往称心内膜垫缺损,指房室瓣水平上下的间隔组织发育不全或缺如,同时伴有不同程度房室瓣发育异常。分为:

1. 部分型

多见,为单纯原发孔型房间隔缺损或并存二尖瓣前叶或三尖瓣裂,或隔叶部分缺如。

2. 完全型

次之,包括原发孔型房间隔缺损,少数可并存继发型,甚至房间隔完全缺失形成单心房,膜周室间隔缺损,少数可并存肌部室间隔缺损。上述改变导致心内十字交叉结构消失,加上共同房室瓣,与正常的二尖瓣、三尖瓣呈左右排列且两侧瓣环不在同一平面不同,共同房室瓣呈前后排列且在同一平面,由 5 个瓣叶组成,后侧的后桥叶,左侧的壁叶,右侧的下叶,左前侧的前桥叶和右前侧的前上叶,左室腔的乳头肌呈前后排列。可划分为三个亚型:A 型:常见,前桥叶和前上叶大小相似,两叶相交的腱索与室间隔顶部相连,由于前桥叶和后桥叶存在,左室内的房室瓣实际上为三叶瓣。B 型:前桥叶与前上叶交界处的腱索不附在室间隔上,而连于右室异常的乳头肌上,此型前桥叶增大,骑跨室间隔,前上叶缩小。C 型:前上叶很小,或几乎不发育,前桥叶异常增大,无腱索与室间隔相连,为成于游离漂浮的共同前叶。

3. 中间型(过渡型)

少见,此型介于完全与部分型之间,即存在原发孔型房间隔缺损和室间隔流入部缺损,同完全型,前桥叶与后桥叶间有桥舌组织分开左、右两侧房室孔,未形成共同房室瓣,同部分型。

【超声特征】

1. 直接征象

(1)B 型

①部分型:多个四腔观,房间隔下部回声中断,可并存二尖瓣前叶或三尖瓣分裂,或隔叶短小,室间隔无回声中断。②完全型:四腔心观,"十"字交叉结构消失,房间隔下部和室间隔上部回声中断,四个心腔相互交通均扩大,左、右房室瓣处于等高位置,短轴观可见融合一共同的房室瓣口。A 型:可见前桥叶和前上叶的腱索连于室间隔顶部。B 型:前桥叶部分跨越室间隔和前上叶交界处的腱索连于室间隔右室侧异常肥大

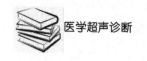

的乳头上,而与室间隔无连接。C型:共同房室瓣的前桥叶完全跨越室间隔,其腱索分别与左右室前外侧乳头肌相连,与室间隔无连接,呈现与室间隔垂直的膜样回声飘浮于室间隔上。③中间型:四腔观房间隔下部和室间隔上段回声中断,二尖瓣、三尖瓣独立存在,可有瓣叶分裂,但腱索不连于室间隔顶部,此型室间隔缺损常很小。

(2)D型

①房水平分流,分流束自左房经房间隔下部流入右房。②室水平分流,分流束过隔部位在室间隔上端至共同房室瓣之间,左至右分流或双向分流。中间型一般分流速度不高。③房室瓣反流,二尖瓣和三尖瓣分裂,于收缩期左房和右房见反流信号。

2.间接征象

右房、室扩大。若二尖瓣反流较重,左房、左室亦可扩张。

肺动脉增宽,肺动脉血流速度增快,三尖瓣、肺静脉血流速度加快。

室间隔运动幅度减低、平坦,甚至与左室后壁呈同向运动。

第四节　心腔内回声

一、心腔内条索

(一)右室节制束

【病理特征】

右室节制索为右室内正常的肌性结构。从室上嵴下方呈的右室内侧壁弓形走行,抵止于前乳头肌根部,悬于右室前壁与室间隔之间。

【超声特征】

在室间隔与右室前壁之间出现纤维索状回声带。一端附在右室前壁乳头肌基底部,另一端多附在右室流出道附近。节制索本身不造成右室形态学改变,右房、右室和右室流出道大小及血流状况均属正常。

(二)左室假腱索

【病理特征】

亦称左室条索,是指左室内存在的肌性纤维性条索。多位于室间隔上段至左室后侧壁、心尖部乳头肌之间,其形态类似腱索。有人认为条索中可能存在传导组织,与心律失常有关。正常人亦可有左室条索存在。

【超声特征】

左室腔内细条状中等回声带,多一端位于室间隔上段,另一端位于左室后侧壁或心尖区。有的可横越左室腔,但部连于乳头肌与瓣叶之间。条索粗细不一,多在0.4～0.5cm 以内,有时可有多条。条索随心壁运动而起伏,纤细的回声带随心动周期可有轻微摆动。

(三)希阿里氏网

【病理特征】

由于下腔静脉瓣和冠状窦瓣吸收不完全而残存的窗网状或条索状组织结构。位于下腔静脉与右房交界处或右房侧壁、房间隔等部位。可见正常人,亦可并先天性心脏病。

【超声特征】

于右房腔内见飘忽不定的纤细带状或网线状高或等回声,在三尖瓣与房间隔之间随心动周期来回摆动,呈鞭打样运动,固定点可位于下腔静脉和右房交界处附近。

(四)下腔静脉瓣

【病理特征】

亦称欧氏瓣,起源于下腔静脉的后缘,向内延伸至卵圆窝。

【超声特征】

于胸骨旁右室长轴和下腔静脉长轴观可见下腔静脉入右房处的细条索回声,当瓣叶较大时可在心房内摆动。

二、云雾状回声

【病理特征】

由于二尖瓣狭窄,左房内血流淤缓或左室室壁瘤瘤体内血流缓慢等原因引起局部区域内红细胞聚集所至。

【超声特征】

心脏内见云雾状、不规则旋动的弱光点,无明确境界,在心动周期中形态、分布变化大。

三、心腔血栓

【病理特征】

心腔内血流淤缓及腔壁心肌坏死是形成心腔内血栓的主要原因。血栓形成是一

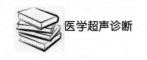

个逐渐增大的过程,先形成的核心常较致密甚至机化,新形成的血栓则位于核心周围,多松软,易脱落。小的血栓位于肌小梁之间,难于被超声检出。多数血栓附着在心腔内壁,称为附壁血栓。少数血栓游离,漂浮在心腔内,称为漂浮血栓。

【超声特征】

直接征象:B型:显示多层性,回声不一的不均质团块回声。新鲜血栓呈稀疏、浅淡回声,有时难显现。陈旧、机化血栓回声较强,边界清楚。附壁血栓不活动,基底宽、游离缘不规则,多呈半椭圆形。浮漂血栓多呈圆形或椭圆形,在心腔内漂浮活动。①心房血栓:左房血栓多见,常见二尖瓣狭窄伴有心房颤动、左房明显扩大的患者。②心室血栓:原有基础心脏病常为急性心肌梗死、室壁瘤、扩张型心肌病、膜部室间隔膨出瘤。以左室血栓多见。急性心肌梗死多为附壁血栓,且血栓多附在梗死部位,该节段室壁回声及运动异常,常为矛盾运动。扩张型心肌病多为心尖部的附壁血栓。③心内漂浮血栓:可由于附壁血栓脱落,亦可来源于静脉血栓,最常见左房,其次为左室。此血栓无附着点,活动范围较大,有时可自旋性活动。

四、赘生物

【病理特征】

赘生物是由于细菌、霉菌侵入心内膜并生产繁殖,引起纤维素、白细胞、血小板等沉积而形成团块,它是感染性心内膜炎特征性超声表现。

【超声特征】

1. 直接征象

(1)B型

赘生物征象①形态不一多呈团块状、息肉状或毛絮状。②边界多模糊,呈毛刺状。③大小不一,小的直径0.2~0.3cm,大的可达2.0cm。④多呈中、强回声,团块大多较松软,回声较低。⑤二尖瓣、主动脉瓣赘生物多见,而肺动脉瓣、三尖瓣赘生物少见。

(2)M型

受累瓣膜运动曲线呈粗糙的蓬草状或多层回声,有时显漂动感。

2. 间接征象

可造成瓣膜穿孔和腱索断裂等,出现瓣膜脱垂或连枷样运动,瓣膜关闭不全相应超声特征表现。

第五节　瓣膜疾病

一、二尖瓣狭窄

【病理特征】

二尖瓣开放受限,致使左房血液排空受阻。最常见原因为风湿性瓣膜损害。风湿性病变早期为瓣叶炎症,水肿,继交界处粘连,瓣叶增厚,钙化,瓣叶开放受限,瓣口面积缩小,严重者瓣膜下腱索广泛粘连。由于左房血排空受限,左房压力增大,致扩张,肺瘀血,久之产生肺动脉高压,右室肥厚。

【超声特征】

1. 直接征象

(1)B型

①瓣膜回声异常:多数二尖瓣回声增强,增粗,轻者仅瓣尖增厚,重者瓣叶普遍增厚,甚至钙化。②瓣膜运动异常:开放受限,前、后叶呈同向运动。轻者前、后叶体部活动尚可,舒张期前叶呈圆隆状,瓣体部向左室流出道隆起,重者腱索、乳头肌粘连,增粗,瓣膜活动受限。③瓣口开放面积减小:边缘不规则,开口变小。在成人依二尖瓣瓣口开放面积估测狭窄程度:重度狭窄时,瓣口面积小于 $1.0 \mathrm{~cm}^2$;中度狭窄时,瓣口面积 $1.0 \sim 1.4 \mathrm{cm}^2$;轻度狭窄时,瓣口面积 $1.5 \sim 2.5 \mathrm{cm}^2$。

(2)M型

①瓣膜回声异常:二尖瓣前、后叶回声增厚、增强。②瓣膜运动异常:二尖瓣前叶于舒张期呈"城墙样"或"斜墙样"改变,EF斜率减低、平直。轻度粘连时,二尖瓣E、A峰仍存在。舒张期前、后叶运动呈同向运动,但少数病人因粘连较轻,也可呈反向运动。

(3)D型

可见舒张期从左房起自狭窄二尖瓣口至左室的多彩血流信号,于二尖瓣瓣口下取样获得高速湍流频谱。

2. 间接征象

依二尖瓣狭窄程度不同所致改变也不一样。左房扩大,肺静脉扩张,肺动脉增宽。左房扩大明显者,易出现左房血栓,尤其在心房颤动时。

二、二尖瓣关闭不全

【病理特征】

二尖瓣关闭不全是指左室收缩时,二尖瓣闭合不良,造成左室血液反流回左房。其原因很多,可分为①器质性:二尖瓣装置存在结构上的异常,见于风湿性二尖瓣病变、老年退行性病变、二尖瓣脱垂、二尖瓣腱索断裂、感染性心内膜炎、瓣膜穿孔及先天性病变。②功能性:因左房、左室扩大、二尖瓣环扩张,引起二尖瓣相对关闭不全,常为扩张型心肌病等

【超声特征】

1. 直接征象

B 型:二尖瓣关闭时存在裂隙。

D 型:显示收缩期从左室起自二尖瓣口反流至左房的血流信号,常呈多彩色。于二尖瓣口左房侧取样获得收缩期来自左室的高速湍流频谱。依据左房内反流束的面积与左房面积的比例,可评估反流的程度:轻度 < 20%,中度 20% ~ 40%,重度 >40% 。

2. 间接征象

依二尖瓣反流量不同出现不同程度左室容量负荷过重表现。左房、左室扩大,左室壁活动度增强。二尖瓣开放幅度增大,二尖瓣口血流速度可增快。

三、二尖瓣脱垂

【病理特征】

二尖瓣脱垂是指收缩期二尖瓣关闭时,瓣膜一叶或两叶向左房异常膨突的表现。分为两种:①原发性:无其他心脏病,病因不明。②继发性:伴随其他心脏病变如房间隔缺损、马凡氏综合征等。一般认为与瓣叶过长、松软、腱索过长、乳头肌功能障碍有关。可合并二尖瓣关闭不全,使左房、左室扩大。如心脏四组瓣膜均有脱垂,则示为松软瓣膜综合征。

【超声特征】

收缩期二尖瓣的瓣体部分膨向左房,超过二尖瓣环的连线 0.3 ~ 0.5cm(心尖四腔观),可一个瓣膜或两个瓣膜同时出现。受累瓣叶活动幅度增大。合并二尖瓣关闭不全者有左房、左室扩大,左室容量负荷过重表现,以及相应多普勒血流信号改变。

四、二尖瓣前叶错位

【病理特征】

二尖瓣前叶错位是指瓣膜关闭时,前、后叶不能正常对合,表现前叶瓣尖轻轻错向后叶的左房侧,形成似"⊥"形改变,可伴轻度二尖瓣关闭不全。可见于有心脏疾病或正常人,前者见于左室扩张或明显缩小的病变,由于瓣膜装置改变可产生。后者原因不明,可能与前叶过长或瓣膜柔软、张力低下有关。

【超声特征】

收缩期二尖瓣关闭时,前叶尖端过度移向左房侧,与后叶近似呈"⊥"形相交,前、后瓣叶夹角从正常的锐角变成直角甚至钝角。但闭合点仍存在,瓣叶回声多正常,前叶活动度增大。伴轻度二尖瓣关闭不全时可检出。

五、连枷样二尖瓣

【病理特征】

指在心动周期中,二尖瓣一叶或两叶在左房、室之间大幅度呈连枷样运动,收缩期受累瓣叶翻入左房,舒张期向左室开放。常见于二尖瓣腱索断裂,其次为乳头肌断裂,致使瓣叶失去固定性结构。依据腱索断裂部位或数量不同,二尖瓣连枷样的表现不一,如一侧腱索或乳头肌断裂,损害较大范围瓣叶收缩期的固定功能,造成急性重度二尖瓣关闭不全,如为三级腱索断裂,且数量少,则瓣叶受累范围小,关闭不全亦轻。

【超声特征】

1. 直接征象

B 型:①受累的瓣叶在收缩期翻入左房,其瓣尖可指向心房顶部,有时可见瓣叶上附着的断裂腱索回声。舒张期受累瓣叶急速返回左室开放,活动度大。②瓣膜闭合点消失,出现裂隙。③粗大腱索断裂时,瓣叶的连枷运动"关节"点多在瓣膜基部,部分细小腱索断裂,仅表现瓣尖部的连枷样运动。

D 型:收缩期可检出不同程度的二尖瓣反流血流信号和反流的高速湍流频谱。

2. 间接征象

出现不同程度左房、左室扩大,左室壁运动幅度增大,呈左室容量负荷增重的表现。

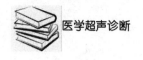

六、主动脉瓣狭窄

【病理特征】

指主动脉瓣开放幅度及开口面积减小,引起左室血液排空受阻的病理改变。后天性常见风湿性,瓣膜退行性改变。因内湿性累及主动脉瓣叶,发生炎症水肿、增厚、机化僵硬,形成交界处粘连融合,使瓣叶开放受阻,瓣口缩小。由于主动脉瓣狭窄,左室射血阻力增大,左室代偿性向心性肥厚,收缩增强。主动脉瓣口两侧出现明显压差,血流速度高,冲击升主动脉可产生狭窄后扩张。

【超声特征】

1. 直接征象

B 型:①如为风湿性或钙化性则见瓣膜回声增强,风湿性多见于瓣尖部,瓣膜交界处增厚、增强,而老年性瓣膜钙化多发生在瓣膜根部回声明显增强,可伴声影,瓣膜亦可增厚。②成人依主动脉瓣口开放面积估测狭窄程度:重度狭窄时,瓣口面积小于 $0.75 cm^2$;中度狭窄时,瓣口面积 $0.75 \sim 1.0 cm^2$;轻度狭窄时,瓣口面积 $1.0 \sim 1.6 cm^2$。

D 型:收缩期可见从左室起自主动脉瓣口的多彩血流信号,射入主动脉,于主动脉瓣口取样获得收缩期高速湍流频谱。

2. 间接征象

室间隔与左室壁肥厚。升主动脉可出现狭窄后扩张。早期左室腔可偏小,晚期左室腔可扩大。

七、主动脉瓣关闭不全

【病理特征】

指左室舒张时,主动脉瓣闭合不良,致使主动脉的血液反流回左室的病理改变。先天性由于瓣叶发育不良,瓣叶数目改变,室间隔缺损合并主动脉瓣脱垂所致。后天性者主要见于风湿性、老年性瓣膜钙化、感染性等。部分见非瓣叶器质性(相对性)改变,如升主动脉扩张,主动脉瓣环扩张。主动脉关闭不全时,舒张期左室同时接收来自左房和主动脉瓣反流的血液,其容量负荷增大,左室腔扩大。部分主动脉反流血液可冲击二尖瓣前叶,而使其开放受限。

【超声特征】

1. 直接征象

多断面见主动脉瓣对合不良,相距≥0.2cm。不同原因所致其瓣膜回声和数目异常表现不一,如风湿性所致,瓣膜回声增强,增厚,甚至钙化。于舒张期见起自主动脉瓣反流到左室流出道或左室腔,甚至左室心尖部的多彩血流信号,于瓣下取样获得舒张期高速湍流频谱。

2. 间接征象

多数二尖瓣前叶舒张期运动曲线呈现小震颤,二尖瓣口短轴观舒张期可见二尖瓣前叶朝左室中心膨凸形成"微笑征"。左室扩大,左室壁活动幅度增大,出现不同程度左室容量负荷增重表现。

八、连枷样主动脉瓣

【病理特征】

由于主动脉瓣叶破坏、撕裂,舒张期瓣叶失去支持、固定,受主动脉反流冲击而脱入左室流出道,而收缩期又急速抛入主动脉内,似连枷样运动。常见原因有感染性心内膜炎、外伤、夹层动脉瘤、瓣叶退行性变,均伴有主动脉瓣关闭不全。

【超声特征】

1. 直接征象

舒张期受累瓣叶脱入左室流出道(超过瓣膜附着点连线),其瓣尖指向左室腔,瓣叶闭合点消失。收缩期瓣叶进入主动脉,并与主动脉壁贴近。受累瓣叶的活动度大。收缩期可见从主动脉起自主动脉瓣口的多彩血流信号至左室流出道、左室腔,于主动脉瓣口下方取样获得舒张期高速湍流频谱。

2. 间接征象

有主动脉瓣关闭不全的其他相应表现。

第六节　心肌疾病

心肌疾病是以心肌病变为主要表现的一组疾病。按世界卫生组织 1980 年定义,心肌病分为两大类:①原发性心肌病:为原因不明的心肌疾病。根据病理解剖学特点原发性心肌病分为三类:扩张型心肌病;肥厚型心肌病;限制型心肌病。②特异性心肌病:为原因明确或伴有其他系统疾病的心肌病,即相当于过去所称的继发性心肌病。根据病因,特异性心肌病可分为感染性,代谢性,内分泌性,结缔组织病性心肌病,例如:甲亢,贫血,围产期心肌病,心肌炎后心肌病等。

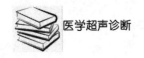

一、扩张型心肌病

【病理特征】

心肌重量增加,两侧心室腔明显扩大,以左室变化为明显。心腔内常有附壁血栓形成,心肌细胞变性坏死,纤维化使心肌收缩力减弱,心搏量减少,导致心室舒张末期和收缩末期血容量增多,心室舒张末压升高。舒张末压的升高导致心房压升高,肺循环与体循环静脉压亦升高并瘀血。心腔扩大,乳头肌位置改变造成各瓣膜相对关闭不全,可发生多瓣口反流。

【超声特征】

1. 直接征象

心腔扩大:多断面显示心脏各腔室均有不同程度扩大,常以左室扩大为主,多呈球形扩张,左室流出道增宽。M 型超声显示二尖瓣前叶至室间隔距离增大。

室壁运动呈弥漫性减弱:室壁厚度多正常或有轻度增厚,室壁向心运动明显减弱,M 型超声显示室壁运动搏幅小于 0.5 cm。如有局部疤痕形成亦可有节段性室壁运动异常。

各瓣膜开放幅度减低,但各瓣膜的厚度、回声一般正常。典型的扩张型心肌病二尖瓣 M 型曲线呈"钻石"样改变。

2. 间接征象

各瓣口血流速度减低,由于心腔增大,心肌收缩力减弱,各腔室间压差减低,因此通过瓣口血流速度减低,心房、心室内的血流速度亦减低,脉冲多普勒可探及一个低速的过瓣血流。主动脉频谱的加速支上升缓慢。

各瓣口探及反流频谱,由于心腔扩大、瓣环扩张,各瓣膜多有相对关闭不全,在左、右房和左、右室流出道内可探及反流信号。

二尖瓣血流 A 峰 > E 峰,由于心肌变性、坏死、纤维化使心室舒张功能受限,顺应性减低。

过瓣血流色彩单一、黯淡,分布范围较小。

应用超声心动图在排除一些特异性心肌病的基础上可对扩张型心肌病做出明确诊断,并可了解病变程度及功能状况,对疾病预后做出评价。

二、肥厚型心肌病

【病理特征】

主要病理改变为心肌非对称性肥厚。心脏大,心室腔小。以室间隔的非对称性肥厚最为常见。根据心肌肥厚的部位不同可分为室间隔上部肥厚型、心尖肥厚型、前侧壁肥厚型、左室后壁肥厚型、普遍肥厚型和右室流出道狭窄型六种。根据肥厚的心肌是否造成流出道梗阻分为梗阻型和非梗阻型。以左室流出道狭窄最为常见,收缩期肥厚的心肌向左室流出道突入,同时二尖瓣前叶异常向前移位,使得流出道血流受阻,左室与流出道之间出现压力阶差。肥厚的心肌使心室腔缩小,心室硬度增加、心肌纤维排列紊乱导致心室各部舒张不均匀,舒张期左室顺应性减低。

【超声特征】

1. 直接征象

非对称性心肌肥厚:非对称性心肌肥厚可发生在室间隔上部、室间隔中部、心尖部侧壁及右室流出道,但以室间隔上部肥厚最为常见,室间隔呈纺锤样增厚,一般在1.9~3.0cm,笔者所见一侧室间隔肥厚达4.0cm,而左室后壁无明显增厚,室间隔与左室后壁厚度之比 >1.3,一般在1.5以上。

肥厚的心肌回声增强、增粗,收缩运动减弱。

二尖瓣前叶收缩期前向运动(SAM征):M型超声显示二尖瓣前叶运动曲线CD段向室间隔呈弓背样隆起。

左室流出道狭窄:左室流出道常小于2.0cm。

左室流出道血流加快:频谱多普勒频谱形态呈逐渐上升型,收缩晚期血流速度达到最高,呈"匕首"样。根据简化Bernoulli方程可计算左室与流出道之间压差,如压差大于30mmHg,提示流出道有梗阻。

2. 间接征象

主动脉血流呈双峰,主动脉血流速度正常或轻度升高。

A峰 > E峰:为左室顺应性减低所致。

收缩期二尖瓣反流:由收缩期二尖瓣前叶前移及心肌肥厚引起乳头肌位置改变所致。

三、限制型心肌病

【病理特征】

本病少见,多为婴儿或青年,病理改变以心内膜和心内膜下心肌纤维化并增厚为主。二尖瓣、三尖瓣、腱索、乳头肌也有纤维化与增生。心房扩大、心室腔缩小,多以两侧心室同时受累。心肌硬度明显增加,使心室舒张受限,回心血量减少,心排出量减少,心房回流受阻导致心房增大,房内压增高。进一步导致腔静脉压升高,肺动脉压

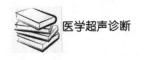

升高。

【超声特征】

1. 直接征象

心内膜增厚,多呈弥漫性,厚度可达1.0cm,心内膜回声明显增强,有钙化点,有时可见附壁血栓。心内膜下心肌也有回声增强。

心室各壁不均匀性增厚,M型超声显示室壁运动幅度和收缩期增厚率均明显减小。

心室腔明显缩小、心尖部心腔多闭塞,左房、右房明显扩大,但心包通常无增厚。

二尖瓣、三尖瓣增厚、变形、回声增强,腱索粘连、缩短。

2. 间接征象

二尖瓣血流E峰速度增加,A峰速度减低,舒张早期左房血流高速流入左室,由于左室舒张受限,左室压急剧上升使得舒张早期血流突然停止,心房收缩期血流速度明显减低,E/A比多增高≥2.0,E峰减速时间<160ms。

舒张中期二、三尖瓣反流,由于舒张中期心室压急剧上升,而这时二、三尖瓣未及时完全关闭,部分血流从心室反流回左房。因此在舒张期左房内可探及反流信号。这是限制型心肌病的一个重要特征。

收缩期二、三尖瓣反流。

肝静脉入右房口处反流血流速度增高。吸气时肝静脉舒张期反流血流速度亦增高,收缩期流速减低。

第七节 其他心肌病

一、心肌炎

【病理特征】

病毒性心肌炎是由多种病毒侵犯心脏,引起局灶性或弥漫性心肌间质炎性渗出和心肌纤维变性、坏死或溶解的疾病,有的伴有心包或心内膜炎症改变。可导致心肌损伤、心功能障碍、心律失常和周身症状。临床上病情轻重悬殊,病程长短不等,少数可发生严重心律失常、心力衰竭、心源性休克,甚至猝死。也可病程迁延不愈,心脏肥大,遗有心肌永久性损害,并由于免疫反应逐渐发展为心肌病。

【超声特征】

1. 直接征象

室壁增厚,乳头肌、腱索和心内膜、瓣膜增粗。

心肌、乳头肌、心内膜、腱索、瓣膜和心包回声反射增强,不均匀,呈补丁样分布,这种心肌结构异常多见于室间隔和心尖区。

2. 间接征象

房室腔内径和左、右室功能常呈动态性变化,收缩和舒张功能受损出现时间早于房室扩大。

节段性或弥漫性室壁运动异常,包括局部或普遍室壁运动低下、消失或反常。

可有少量至中量心包积液。

室壁可有附壁血栓。

尽管心肌炎的超声表现无特异性,急性或慢性心肌炎的超声表现可以正常到明显异常呈多样性,主要为心脏形态和功能上的改变,超声随访检查,结合临床表现对本病诊断有辅助价值。

二、特异性心肌病

(一)尿毒症性心肌病

【病理特征】

慢性肾功能衰竭累及心肌时引起尿毒症心肌病。发病与毒素、高血容量、电解质紊乱、钙磷代谢障碍、高血压、贫血性心肌缺血等因素有关。

【超声特征】

左右房室均增大,室间隔、左室游离壁增厚,回声不均匀,运动减低,可呈节段性运动异常。二尖瓣、主动脉瓣及其瓣环钙化,各瓣膜口可见反流束。常可见心包积液。左室舒张功能可减退,左室射血分数可降低和正常。

(二)围产期心肌病

【病理特征】

围产期心肌病是妊娠晚期或产后六个月内发生的一种原因不明的心肌病。病毒感染、自身免疫、营养以及生产期血流动力学特点等可能参与发病机制。

【超声特征】

心脏呈普遍性增大,以左室腔增大为主,心室壁及室间隔可增厚正常或变薄,以变薄为主;左室壁和室间隔运动呈普遍性减弱,二尖瓣和主动脉瓣开放幅度变小,可见附

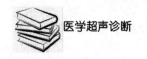

壁血栓,左心功能不全,偶可见少量至中量心包积液。

(三)老年性心肌病

【病理特征】

老年性心肌病是指高龄时出现的心肌病变,并非继发于冠状动脉粥样硬化或其他疾病.这种病人心脏多小于正常,心肌细胞空泡增多,肌束和血管周围有不同和度的弥漫性纤维化.

【超声特征】

心脏各腔缩小,以左室缩小为主,室壁变薄,运动幅度减低,左室舒张及收缩功能不同程度受损,二尖瓣主动脉瓣及其瓣环钙化。

第五章　肝脏疾病的超声诊断

第一节　正常肝脏超声表现

1. 肝脏形态轮廓

纵断面形态近似三角形,后缘近膈顶端圆厚,近下缘处偏薄,一般左前下角 < 45度,右外下角 < 75 度。外形轮廓因体形有差异。

2. 被膜

整齐、光滑、细线状稍高回声,膈面呈弧形高回声。肝实质回声均匀分布,呈中—低回声强度的细小光点。

3. 肝内管道

门静脉和肝静脉可显示一、二、三级,并可显示第一、二肝门出入的血管和门静脉左支的"工"形结构。亦可于门静脉及走行的腹侧显示相应的胆管,可显示左、右肝管,段间肝管呈紧贴平行的细线状稍高回声。

4. 肝脏

肝脏的大小正常成人一般肝右叶最大斜径不超过 12 ~ 14cm,左叶长度不超过 9cm,厚径不超过 6cm,尾叶长度和厚度不超过 4.5cm。因个体差异,肝脏大小变化较大,如瘦长型,左叶前后径较薄,而长径较长,可达 7 ~ 9cm,甚至更大。

5. 门静脉主干

内径 1.17 ± 0.13cm,朝肝流向连续性低速血流,流速 15 ~ 30cm/s。门静脉主干内径正常新生儿(3.23 ± 0.42)cm。 > 1 月 ~ 1 岁为(3.53 + 0.44)cm。 > 1 岁 ~ 3 岁为(4.50 ± 0.64)cm。 > 3 岁 ~ 7 岁为(5.39 ± 0.83)cm。 > 7 岁 ~ 12 岁为(7.77 ± 1.76)cm。一般儿童期血流速度高于 15cm/s。门静脉主干左侧有较小属支—胃左静脉(胃冠状静脉),于十二指肠第一段上缘注入门静脉,在肝左叶后方向食管方向走行,与食管下端静脉丛吻合,平均内径约 0.2cm,正常时不易清晰显示。

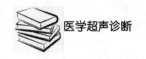

6. 肝静脉

剑下、肋缘下斜切显示左、中右肝静脉于第二肝门处汇入下腔静脉,呈放射状排列。正常成人肝右静脉内径(105 ± 0.24)cm,肝中静脉内径(0.96 ± 0.2)cm,肝左静脉内径为(0.8 ± 0.12)cm,肝静脉内呈饱满蓝色离肝血流信号,距下腔静脉 1.5 ~ 2cm 处取样,呈负向为主的层流频谱,一般呈波动性的三相型也可呈四相型,在收缩期和舒张早期血流向右房方向流动分别显示两个负向"S"波和"D"波,且 S/D 比值 > 0.6。心房收缩期多数可出现一个速度慢而时间短的正向"α"波,四相波在 S 波与 D 波之间有一正向小波,即 v 波,波幅小,为三尖瓣开放以前,右房过度充盈所致,血流峰速16 ~ 40cm/s。肝静脉流速与右房压力变化有关,随呼吸亦有变化。

7. 肝固有动脉

肝固有动脉位于门脉主干前方偏左,成人的内径约 0.2 ~ 0.6cm,在肝门区较早分为肝左动脉和肝右动脉,肝右动脉常在门脉主干和肝外胆管间穿过进入右半肝。肝固有动脉为搏动性朝肝流向的单色血流,收缩期色彩明亮,舒张期则黯淡,频谱为层流,峰速约 57 ~ 66cm/s,阻力指数 < 0.7。

第二节　肝脏的超声分叶和分段方法

一、肝脏的分叶和分段

采用 Couinaud 分类法,将肝脏分为左(半)肝和右半肝以及五个肝叶,左内、外叶,尾(状)叶,右前、后叶和八个段。Ⅰ段(尾叶)、Ⅱ段(左外上段)、Ⅲ段(左外下段)、Ⅳ段(左内叶)、Ⅴ段(右前下段)、Ⅵ段(右后下段)、Ⅶ段(右后上段)、Ⅷ段(右前上段)。

二、肝脏的超声分叶和分段法

经胆囊中线与下腔静脉左壁的连线或肝中静脉长轴观的走行将肝脏分为右半肝和左半肝。

肝圆韧带、门静脉左支矢状部及静脉韧带的连线或肝左静脉将肝左叶分为左外叶和左内叶。

门静脉左支横部走行前方为左内叶(方叶),后方与下腔静脉间为尾状叶。

门静脉左支矢状部中点与肝左缘中点连线,或肝左静脉主干将左外叶分为外上段和外下段。

肝右静脉长轴观,将肝右时分为右前叶和右后叶。

门静脉右前叶支,流经肝右前叶中间,右后叶支流经肝右后叶中间。右肋缘下第一肝门斜断面,门静脉右后支顶部与肝右缘中点连线后方为右后上段,紧贴其前方部分为右后叶下段。

第三节　肝先天性异常

一、肝叶发育异常

【病理特征】

肝某些叶异常发育产生变异,主要有副叶肝(右叶变异),獭尾叶(左叶变异)和其他变异(某叶增大或缩小甚至缺如)。副叶肝是具有功能的正常肝组织,有完整的包膜、血管、胆管,与肝右叶相连。

【超声特征】

(1)副叶肝

发现与肝右叶相连的"肿块",有的向膈面突起,甚至突入胸腔,似在膈上与肝右叶有蒂或柄相连。有的位于胆囊的右侧,为肝下缘向下突出的一块舌状肝组织,其下缘可超过脐水平甚至伸入盆腔,有的多个副叶形成多叶肝。回声类似正常肝组织回声。上述"肿块"内可有血流信号,可呈低速静脉血流频谱。

(2)獭尾叶

左外叶细长,直达脾脏,形如獭尾,回声似正常肝组织。

二、肝脏位置异常

【病理特征】

肝脏解剖位置异常常并存其他脏器的异位及心血管畸形,如全内脏转位常并存右位心,水平位肝常并存无脾及心脏复合畸形等。

【超声特征】

(1)肝脏反位

肝脏回声位于左上腹,形态、大小、血流状况可以正常。并存全内脏转位时,腹主动脉位于脊柱的右侧,下腔静脉位于左侧,心尖在胸腔右下方,脾脏位于右上腹。

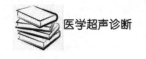

（2）水平位肝

剑下横断面可见左右半肝以脊柱为标志对称性位于上腹部及左右肋缘下。如并存无脾及心脏复合畸形时，可出现相应超声表现。

第四节　肝脏占位性病变

一、肝囊肿

【病理特征】

肝囊肿多为先天性，常为多个，囊液不含胆汁。也可为潴留性或退行性变，由于体液潴留形成，胆汁潴留所致来源于肝内小胆管阻塞，阻塞原因可能与炎症、水肿、瘢痕等因素有关，黏液囊肿来源于胆管的黏液腺。淋巴囊肿来源于淋巴管阻塞，病变可单发或多发，单房性或多房性，大小不一，生长缓慢。

【超声特征】

囊肿呈圆形或椭圆形，大小不一，一个或数个，囊壁薄，边缘整齐、光滑，前壁、后壁弧形，侧壁回声失落，明显侧壁声影，内呈无回声区，后壁及其后方回声多明显增高。位于肝表面囊肿，当用探头适度加压失可见压缩性。随访检查，无快速增大。

囊肿内无血流信号显示，于囊壁有时见短线状的血流信号。较大的囊肿有时可见周边肝内正常动、静脉血流信号受囊肿挤压而移位。肝脏大小、形态一般无改变。较大的囊肿局部肝脏可增大，邻近囊肿的肝内管道可被压挤、移位等改变。

二、多囊肝

【病理特征】

本病为先天性，囊肿大小不一，数毫米至数厘米，囊壁光滑，内为无色清液，囊肿间有极少的肝组织。随着年龄增长，肝脏逐渐增大。部分可并存肾、胰、脾等多囊性病变。

【超声特征】

肝内充满大小不一、形态不一、近圆形或椭圆形或不规则形的囊肿，呈无回声区，囊壁薄，侧壁回声失落，各囊肿后方回声较高或回声增高不明显。上述囊肿内无血流信号。肝脏肿大，形态失常，表面不光滑，囊肿之间肝组织回声增高。肾、胰、脾等脏器可有多囊性病变。

三、肝脓肿

【病理特征】

因细菌或阿米巴原虫感染肝脏所致,前者细菌侵入肝脏后引起炎症,形成较多小脓肿,也可融合成较大的脓腔,内为坏死的组织、脓液,外周可有纤维组织包裹。后者单个多见,主要位于右叶,典型脓肿内含有巧克力色胆汁及未完全液化的肝组织、血管等。

【超声特征】

1. 直接征象

病程初期(炎症期):病变区不均匀、边界不规则、不清晰的低回声,内可间由不规则稍高回声。

脓肿形成期:病变区呈圆形或椭圆形,常有厚度不一的壁,周边轮廓变清晰,壁内侧面多不平整,脓肿壁也可模糊。脓液稀薄时内为无回声间有细小光点。脓液稠厚时呈不均质粗细光点,可出现由浅到深,光点由细到粗的分层状。转动体位时,表现为弥漫的漂浮移动的光点,静卧后,漂浮光点渐沉降呈分层状。其后方回声增高,可见侧壁声影。有时脓腔内可出现气体强回声。

慢性肝脓肿:壁厚回声较高,有时可有钙化,使壁后方有声影,内见不规则光点与光团,后方回声稍高。

愈合期:病变区残有回声增高,部分回声稍低。

脓肿形成期:在超声引导下病变区穿刺抽出脓液。

CDFI:病程初期病变区内可见血流回声,获得动脉血流频谱。脓肿形成后于周边可检出较丰富的血流信号,多呈动脉或静脉血流频谱,内部无血流信号。病变初期到脓肿形成期,短期随访超声检查,图像变化可较明显。

2. 间接征象

病变区肝脏可肿大。肝脓肿穿破横膈进入胸腔或位于近膈处,常有胸腔积脓或反应性积液,有相应超声表现。在病变初期到脓肿形成期,探查时病变区局部皮肤可有压痛。

四、肝周围脓肿

【病理特征】

又称膈下脓肿,指发生在肝左上、右上间隙,肝右下或左下间隙的化脓性病灶,以肝上间隙多见。多继发其他部位感染或脓肿向周围穿破。

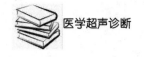
【超声特征】

肝脏与右半膈肌间出现边界清晰、大小不一、呈新月形或梭形无回声区,内可有弱回声或高回声光点,体位改变时有时可观察到光点漂动。局部肝包膜和肝组织可受压呈凹陷状。肝脓肿向周围肝包膜穿破者,肝内可见脓肿病灶回声,可与肝外脓肿回声相连续,局部肝包膜不完整。肝上间隙脓肿若穿破膈肌,其回声连续中断,右侧胸腔内出现无回声。部分脓肿虽未穿破膈肌,可在同侧胸腔内出现无回声区。上述无回声区内无血流信号。

五、肝脏炎性假瘤

【病理特征】

多种因素如非特异性炎症,免疫等因素引起肝脏局限性病变,内含大量炎症细胞、淋巴细胞、增生纤维组织、小血管,病变中央常有坏死,陈旧性病变内可有钙化灶。

【超声特征】

病变区呈圆形或近圆形,边界清楚,多数无包膜和声晕。当组织充血、炎症细胞浸润使内呈均匀低回声,当发生大片坏死并有纤维组织增生时,内呈不均匀低回声,纤维组织增生明显并钙化时,病变呈不均匀中等回声或伴声影强回声。一般 2～3cm 大小。肝脏大小、形态可无改变。

六、肝结核

【病理特征】

本病由结核杆菌引起,多继发于其他部位的结核病,可分粟粒型(多见,肝内弥漫直径约 0.06～0.2cm 结节)。结节型(直径 0.2cm 以上,单发或复发,可有钙化)。脓肿型(蜂窝状或单房可向周围穿破)和肝内胆管型(肉芽肿形成)。

【超声特征】

肝脏大小、形态无明显改变或轻度肿大。粟粒型:弥漫稍低或稍高回声光点。低回声型:边界较清,内回声均匀。强回声型:边界清,呈椭圆形或不规则形回声增强后伴声影。无回声型:结节中央可见低回声或无回声区。

七、原发性肝癌

【病理特征】

根据从组织学类型可分为肝细胞型肝癌、胆管细胞型肝癌和混合型肝癌。从大体形态可分以下几种:

1. 块状型

最多见,直径在 5cm 以上,超过 10cm 为巨块型,易发生坏死、液化、破裂、出血。

2. 结节型

可为单个或多个结节,大小不一,最大直径小于 5cm。

3. 弥漫型

少见,癌结节较小,从米粒到绿豆、黄豆大小,弥漫分布整个肝脏。

4. 小癌型

单个癌结节最大直径不超过 3.0cm,或相邻两个癌结节直径之和在 3.0cm 以下。本病多伴肝硬化。

【超声特征】

1. 直接征象

(1)病变区回声

①高回声多见。常为结节型、块状型,低回声多见小肝癌。呈近圆形或不规则形,边界清晰,边缘较整齐或不整齐,常可见环状声晕,内部回声多不均匀,后方回声多无增强。②低回声型:小肝癌多见。呈圆形或椭圆形结节内部回声均匀,呈细小低回声,可有薄包膜,侧壁回声失落,可见侧壁声影,后壁和后方回声稍高。③混合回声型:呈变低结节混合,结节内液化、出血或坏死而表现大小不一、不规则的无回声或低回声。④弥漫型:整个肝脏边缘不平整,内回声强弱不一,分布不均匀。⑤等回声型:少见。

(2)血管内癌栓

可见门静脉、肝静脉、下腔静脉可出现癌栓,以门静脉癌栓多见。表现为门静脉主干和分支满布不均质的低到中高或高回声实质性回声。局部管径增宽,管壁连续回声破坏,不完整。癌栓内常可见异常明亮的血流信号,可获得高速动脉型高阻血流频谱,笔者所见一例弥漫型原发性肝癌门静脉矢状部满布不均质回声,管壁连续中断,其内和周边见散在明亮血流信号,测得最大血流速度高达 128cm/s。阻力指数 0.82。门静脉血流受阻或出现逆向血流信号。

(3)多血管型肝癌

一般指癌结节周边呈环绕型血流,内部出现短线状、树枝状血流信号,常可见血流信号由癌结节周边向内伸入。在癌结节周边和内部一般可获得动脉型高速高阻血流频谱,最大血流速度多大于 60cm/s,本院所见二例巨块型肝癌周边最大血流速度高达 210cm/s。阻力指数一般超过 0.5~0.6,可大于 0.70,甚至更高,笔者所见原发性肝癌癌结节内部血流阻力指数高达 0.85。

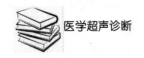

（4）少血管型肝癌

频谱见结节周边血流信号,在其周边也可获得动脉型高阻血流频谱。小肝癌内部可检出动脉型血流频谱,血流速度虽较前稍低,但阻力指数仍较高。于癌结节内及周边可检出静脉型血流频谱。

2.间接征象

肝脏大小、形态癌结节较小时,肝大小形态可无异常。较大的癌结节,使肝形态失常,局部肿大,弥漫型肝癌的肝脏肿大可呈非均匀性,肝表面不平整。并存肝硬化肝表面凹凸不平。

肝癌周围组织继发征象:①肝内血管受压、中断、狭窄或推挤移位。②胆道系受压:癌结节对肝内胆管的挤压使局部狭窄,闭塞,常可见受压处以上的肝内胆管扩张。③肝内邻近组织脏器受压,邻近膈面的癌肿使横膈抬高。肝右后叶下段癌肿使右肾向后下方移位多等。④肝外转移:肝门部淋巴结和上腹部、腹膜后淋巴结转移,表现为肿大的仅圆形低回声结节,可融合呈团块状,还可有腹水、胸水等其他肝外转移征象。

肝固有动脉:肝左动脉（左叶肝癌）和肝右动脉（右叶肝癌）内径增宽,血流信号显示明亮,血流速度增快。门静脉内径可增粗,而血流速度减慢。

八、转移性肝癌

【病理特征】

指发生在肝外的恶性肿瘤转移或直接浸润至肝脏。腹、盆腔器官如胃、胰、结肠、子宫、卵巢处的癌可由血行或淋巴管转移到肝。乳腺、甲状腺、肺的癌可经肝动脉转移到肝。食管下段、胃、胆囊等处的癌可直接犯肝脏。小儿常见的肝内转移癌是神经母细胞瘤、肾母细胞瘤及恶性淋巴瘤。肝转移癌病理形态与肝脏原发癌相似,大小、数目不一,少1~2个结节,多数为散在多发结节,结节可融合成大肿块,其内可有坏死、出血、液化。

【超声特征】

1.直接征象

依原发灶不同,肝内转移灶声像图表现各有特征。

①"靶型"或"牛眼征":多呈圆形,尚规则,边界清楚,内部为高回声或等回声,部分在高回声中央有小的无回声区,外周有较宽的弱回声或无回声晕环绕。见于各种转移癌,来自胃肠道肿瘤多见。

②低回声型,近圆形或稍不规则,边界较清,后方回声稍强,见于各种癌肝转移。

③高回声型,呈圆形或不规则形,内均匀或不均匀,来自胃肠道和泌尿道肿瘤多见。

④无回声囊型,常为多房性,间隔厚薄不一,内壁可有乳头状突起,边界清,不规则,常见具有分泌性腺性的转移癌,如来自卵巢、乳腺、胰腺、结肠等部位。

⑤钙化型,常见胃肠道、肾脏和骨骼肿瘤的肝转移。

⑥混合型。

⑦不同组织来源和分化程度不同的转移癌,因血供不同,表现有所不同,部分癌结节内部和周边可见动脉型血流信号,阻力指数高,可达 0.75 左右,血流速度多≥40cm/s。少数于肿瘤外测得低速连续性静脉血流信号。

2.间接征象

病变较小时,肝大小、形态可无改变。病变较大时,使肝形态失常,局部肿大。近肝表面的可局部向外隆起,多发大的结节或融合成块使肝脏形态失常呈不规则。